CATHERINE CONAN

Mon programme IG

Index Glycémique

POCHE

LAROUSSE

SOMMAIRE

Introduction

Le régime IG (index glycémique) est à la mode. Il vous promet une perte de poids, un meilleur équilibre glycémique... Cependant, comme de nombreux autres régimes, il comporte plusieurs phases, dont une phase restrictive : celle-ci est parfois assez mal vécue. En outre, elle peut être à l'origine de carences nutritionnelles. Même si cette phase ne dure pas longtemps, elle est souvent ressentie comme une privation, une vraie frustration. Inutile d'en passer par là !

Plutôt qu'un « vrai » régime IG, je vous propose une « méthode IG adaptée » ou « un régime IG revu et corrigé ». L'objectif est de « mieux » manger et non de, coûte que coûte, « moins » manger. Ce programme, que vous pourrez mettre en place au quotidien, consistera avant tout en un rééquilibrage alimentaire tout en douceur, basé sur une alimentation plus saine.

PAS DE MIRACLE... MAIS RÉSULTAT GARANTI !

Le principe de la méthode est simple : il s'agit de choisir de préférence des aliments à index glycémique bas ou moyen... Ce qui ne veut pas dire que les aliments à index glycémique élevé, réputés nocifs, sont dirigés illico vers la porte de sortie ! Pas du tout, ils seront simplement consommés occasionnellement, juste pour le plaisir. Vous pourrez ainsi mincir sans effort et stabiliser au mieux votre glycémie sans frustration, sans contrainte, et réapprendre tout simplement à vous alimenter sainement. Ce nouvel équilibre alimentaire quotidien, fondé sur un choix alimentaire plus orienté, est une méthode simple : n'attendez aucun miracle, mais vous obtiendrez de très bons résultats tout en maintenant votre bien-être et votre vitalité. Par ailleurs, sachez que la méthode que je vous propose ne sacrifie pas le goût, bien au contraire, les menus et recettes de cet ouvrage sont gourmands à souhait !

Il va sans dire que cette méthode ne sera absolument pas bénéfique si vous négligez l'aspect quantitatif ou si vous mangez de manière anarchique, si l'apport de graisses saturées n'est pas contrôlé ou si vous ne pratiquez pas un minimum d'activité physique. La méthode IG s'inscrit donc dans une bonne hygiène de vie globale, accessible à tous.

Si vous comptez parmi les lecteurs et lectrices souffrant d'intolérance alimentaire ou d'allergie, vous n'êtes pas laissé(e) pour compte ! Parmi les recettes que je vous propose, des pastilles indiquent clairement celles qui vous conviennent (sans protéines de lait de vache, sans lactose, gluten, soja, œuf, arachide, etc.).

Prêt pour mieux manger ? Alors entrez dans le monde des index glycémiques…

Au pays des glucides

On entend tout et son contraire au royaume des glucides. Comment s'y retrouver dans ce dédale d'informations ? Un petit point s'impose pour mieux comprendre.

GLUCIDES SIMPLES ET COMPLEXES : PAS SI SIMPLES… NI SI COMPLEXES

Les glucides, plus communément appelés « sucres », sont classés en deux catégories : les **glucides simples** et les **glucides complexes**. Ils constituent la principale source d'énergie de l'organisme, donc ne les zappez pas ! Ils doivent représenter 55 % de votre apport énergétique quotidien, répartis comme suit : 40 % sous forme complexe et 15 % sous forme simple.

Jusque-là c'est simple, à un détail près : on ne tient pas compte de leur effet sur la glycémie !

Parmi les glucides simples, on trouve principalement : le glucose, le fructose, le saccharose, le lactose, le galactose, le maltose…

Le glucose et le fructose se trouvent essentiellement dans les fruits et le miel. Chose intéressante concernant les fruits, ces sucres sont accompagnés de vitamines, de minéraux et de fibres.

Le saccharose, c'est tout simplement le sucre de table (en poudre ou morceaux, extrait soit de la betterave sucrière ou de la canne à sucre). Il se compose de fructose et de glucose. En « mode camouflage », on le trouve dans les confiseries, les pâtisseries, les boissons sucrées…

Le lactose est le sucre du lait. Il se compose de glucose et de galactose.

Parmi les glucides complexes, on peut citer l'amidon et les fibres (cellulose, pectines, gommes et mucilages)… L'**amidon** est transformé en glucides simples, maltose puis glucose, lors de la digestion. On le trouve dans les féculents, notamment le pain, les céréales (blé, riz…), les produits céréaliers (pâtes, semoules…), la pomme de terre, les légumes secs, la banane verte, ou les fruits amylacés comme la châtaigne.

Les fibres alimentaires sont également des glucides complexes, mais elles ne sont pratiquement pas absorbées par l'organisme, de sorte qu'elles ne fournissent pas d'énergie. En revanche, elles ralentissent la vidange gastrique et améliorent le transit. On trouve des fibres dans les légumes, les fruits et les céréales complètes.

Toutefois, toutes les fibres ne se valent pas : les *fibres solubles* (pectines, mucilages et gommes) se dissolvent dans l'eau et forment un gel. Parfaites pour la bonne santé de votre flore intestinale, elles ralentissent la digestion et prolongent la sensation de satiété. On les trouve dans les légumes secs, la pomme, les pruneaux, l'avoine… Quant aux *fibres insolubles* (cellulose, hémicellulose), elles gonflent fortement dans vos intestins, et augmentent ainsi le volume des selles. Cela permet d'accélérer le transit en stimulant les mouvements du tube digestif. Idéales pour stimuler un transit intestinal paresseux, on les trouve dans les légumes et le son.

GLUCIDES RAPIDES ET GLUCIDES LENTS : UNE NOTION RÉELLEMENT DÉPASSÉE ?

On a longtemps pensé qu'il y avait d'un côté les glucides simples, considérés comme des sucres rapides dans la mesure où leur absorption intestinale se faisait rapidement et, de l'autre, les glucides complexes, des sucres lents dont l'absorption s'effectuait lentement et durait longtemps. Les choses ont évolué, car la réalité est différente. De nombreuses études scientifiques, menées depuis quelques décennies, ont prouvé que cette notion n'était pas vraiment exacte. Essayons de faire simple.

Aujourd'hui, contrairement aux idées reçues, il faut retenir que **tous les glucides, qu'ils soient simples ou complexes, se retrouvent dans le sang sous forme de glucose**, et ce, avec la même vitesse d'absorption. Un glucide simple n'est pas digéré plus vite qu'un glucide complexe. Seule la quantité de glucose qui se retrouve dans le sang est à prendre en considération. Il en résulte qu'à l'heure actuelle, on se base uniquement sur la capacité qu'a un aliment riche en glucides à élever (plus ou moins fortement) ou non la glycémie après ingestion. Un glucide complexe peut donc être plus hyperglycémiant qu'un sucre simple ! C'est une réalité physiologique.

Pour preuve, d'après les travaux du Dr David J. Jenkins (1981), 25 g de pain blanc engendrent la même élévation de la glycémie que 25 g de glucose pur ! Et Michel Montignac, célèbre nutritionniste français, s'est engagé dans cette voie dès 1986.

Beaucoup d'aliments, appelés improprement « sucres lents », que nous consommons quotidiennement (comme les céréales pour petit déjeuner, le riz, les pâtes), sont raffinés et transformés. Après digestion, ces aliments augmentent la glycémie de façon importante, comme le font le sucre et certains produits sucrés (confitures, miel…), que l'on qualifie de manière tout aussi impropre de « sucres rapides ».

Exit la notion de sucres rapides et lents. Des années remises en question ?

ZOOM sur les féculents

Les féculents sont des aliments riches en amidon comme :

- **le pain, les biscottes**
- **les céréales (blé, riz, avoine, seigle…)**
- **les pâtes, semoules, quinoa, boulgour**
- **les pommes de terre**
- **les légumes secs (lentilles, pois chiches, haricots secs…)**

En route vers l'index glycémique

Au début des années 1980, deux chercheurs canadiens ont également fait voler en éclats la classification traditionnelle entre « glucides simples » et « glucides complexes » et introduit une nouvelle notion : l'index glycémique.

L'index glycémique (ou indice glycémique) est un critère de classement des aliments contenant des glucides, basé sur leurs effets sur la glycémie (taux de glucose dans le sang) durant les 2 heures suivant leur ingestion. Il n'aura bientôt plus de secrets pour vous…

GLUCOSE ET GLYCÉMIE

Le **glucose** est un sucre simple omniprésent dans le métabolisme humain et animal. Notre organisme en consomme environ l'équivalent de 250 g par jour en moyenne, et en tire l'énergie nécessaire à son fonctionnement.

Pour faire face à cette demande importante et régulière, une certaine quantité de glucose est maintenue en circulation dans le sang, à la disposition des cellules : c'est la **glycémie**. Pour que l'organisme fonctionne correctement, ce taux de glucose sanguin doit être maintenu dans des limites étroites, comprises entre 0,80 et 1,2 gramme par litre de sang à jeun, et entre 1 et 1,4 gramme dans les 2 heures qui suivent un repas (que celui-ci soit ou non riche en glucides). Quand la glycémie se maintient durablement au-dessus de 1,2 g/l, on parle d'**hyperglycémie** et en dessous de 0,8 g/l, on parle d'**hypoglycémie** (vous savez, ce fameux coup de pompe de 11 heures…).

Pour compenser ce décalage entre la discontinuité des apports (les repas) et la continuité des besoins, notre organisme dispose d'un système de régulation perfectionné.

Lorsque le taux sanguin de sucre augmente, une glande, le **pancréas**, libère une hormone : l'**insuline**. Celle-ci agit sur différents organes (le foie, les muscles et le tissu adipeux), qui vont mettre en réserve le glucose excédentaire (sous forme de glycogène pour les deux premiers, de graisses pour le dernier). En outre, l'insuline stimule la consommation de glucose par toutes les cellules. Tous ces effets conjugués contribuent à limiter la hausse et à accélérer le retour à la glycémie « normale ».

Bon à savoir

Le glucose est le « carburant » presque exclusif de nos neurones, donc du cerveau (qui en consomme à lui seul 120 g par jour !), et de nos muscles soumis à l'effort intense. Toutefois, la majeure partie de l'énergie permanente dont le corps a besoin est fournie par les acides gras (que l'on tire des lipides).

INDEX GLYCÉMIQUE : QUÈSACO ?

L'index glycémique (IG) correspond à la capacité que peut avoir un aliment à faire ou non monter la glycémie (taux de sucre dans le sang). Autrement dit, à sa capacité à libérer une certaine quantité de glucose après la digestion. Chaque aliment, qu'il contienne des glucides simples ou complexes, a un index glycémique qui lui est propre.

■ Comment le calculer ?

Concrètement, 30 à 45 minutes après un repas, le taux de glucose sanguin passe par un pic avant de retrouver progressivement sa valeur initiale.

Pour pouvoir faire une comparaison entre les différents aliments, le Dr D. J. Jenkins a choisi le glucose comme aliment de référence (ingestion à raison de 50 g) dont l'index glycémique est fixé arbitrairement à la valeur 100.

Pour établir l'index glycémique, on donne à des volontaires 50 g de glucose dilué dans de l'eau : cela servira de référence (IG = 100). Le glucose sanguin est mesuré toutes les 30 minutes pendant 2 à 3 heures. Cette opération est renouvelée avec une portion de l'aliment à tester contenant 50 g de glucides (soit 100 g de pain, 125 g de frites, 500 g de carottes, etc). En divisant l'aire située sous la courbe glycémique de l'aliment testé par l'aire située sous la courbe de référence, on obtient l'IG.

Vous l'avez compris, les aliments testés doivent correspondre à des portions contenant la même quantité de glucides pour être comparés !

Formule de l'index glycémique

IG (index glycémique) = surface de l'aliment testé/surface de glucose x 100

Les aliments sont ensuite classés en fonction de leur IG. On distingue les **aliments à index glycémique bas**, ceux à **index glycémique moyen** et ceux à **index glycémique élevé**.

D'un point de vue physiologique (absorption intestinale), on retiendra que :

- les IG bas sont inférieurs à 35
- les IG moyens sont compris entre 35 et 50
- les IG élevés sont supérieurs à 50.

! ATTENTION ! Pour beaucoup de professionnels de santé et pour les industriels, les valeurs choisies pour chacune des 3 catégories sont nettement plus élevées :

- **les IG inférieurs à 55 sont considérés comme bas**
- **les IG compris entre 55 et 70 sont moyens**
- **les IG supérieurs à 70 sont élevés**

La mention « aliment à IG bas » sur une étiquette ne signifie donc rien en soi, si la valeur précise n'est pas indiquée.

INDEX GLYCÉMIQUE : LE VRAI DU FAUX

D'après les travaux du Dr D. J. Jenkins, l'index glycémique est une donnée fiable. Si un aliment possède un index glycémique bas, cela signifie que la quantité totale de glucose (ou d'équivalent glucose) absorbée par l'organisme lorsqu'on le consomme est réellement faible dans l'absolu, et non le résultat d'une diffusion lente étalée dans le temps.

Beaucoup (y compris des professionnels de santé) continuent de penser que l'index glycémique d'un aliment est étroitement corrélé à la vitesse à laquelle cet aliment est absorbé par l'organisme, et auxquels les nutriments qui le composent passent dans le sang. Ainsi, les aliments à index glycémique bas seraient ceux qui sont absorbés lentement, tandis que ceux qui possèdent un index glycémique élevé seraient absorbés rapidement. Or, cela n'est pas aussi simple !

En effet, **les index glycémiques n'ont rien à voir avec la rapidité d'absorption** mais bien avec le taux de glucose que l'on retrouve dans la circulation sanguine consécutivement à cette absorption. Ce qui est complètement différent. Voici pourquoi.

Les aliments à index glycémique élevé sont ceux qui font monter fortement et rapidement la glycémie lorsqu'on les ingère. Face à cette augmentation rapide, l'organisme réagit : le pancréas sécrète et libère dans le sang l'hormone « hypoglycémiante », l'**insuline**, pour faire baisser le taux de sucre circulant et le faire revenir à sa valeur standard (environ 1 gramme de glucose par litre de sang).

Si vous consommez trop – ou trop souvent – des aliments à index glycémique élevé, **vous sollicitez énormément ce système et encouragez le stockage**. On peut donc considérer que ce sont les sécrétions d'insuline élevées et fréquentes qui sont néfastes pour l'organisme.

Mais tous les sucres ne se valent pas. Prenons le cas du **fructose**, un sucre simple très proche du glucose. Lorsqu'il parvient au niveau des cellules intestinales, il est pris en charge par un système de transport spécifique, appelé « diffusion facilitée », qui est plus lent que celui mis en œuvre lorsqu'il s'agit du glucose. L'IG du fructose est donc plus bas que celui du glucose.

CALCULEZ L'INDEX GLYCÉMIQUE D'UN REPAS... OU PAS

Pour les adeptes des calculs savants, voici la méthode qui vous permettra de calculer l'index glycémique global de chaque repas.

Prenez l'IG de chaque aliment composant votre repas. Faites une moyenne pondérée... à partir de quantités identiques car vous ne consommez pas les mêmes quantités de chaque aliment ; cela signifie aussi que vous devez peser vos aliments. Quelle contrainte !

Mais si vous ne tenez pas compte des quantités de sucres présentes dans les aliments, peu d'intérêt !

Évitez donc les calculs savants. Vous ne mangez pas des IG !

Astuce : Consommez 2 fois plus d'aliments à IG bas que d'aliments à IG élevé. Plus simple, non ?

L'index glycémique est un bon indicateur mais il y a un bémol : il ne tient pas compte de la proportion de glucides que renferment les aliments. Soyons réalistes, les effets d'une tranche de pain n'auront pas le même impact sur votre glycémie si vous en prenez deux. Il faut donc nuancer. C'est ce qui a conduit les scientifiques à se pencher sur d'autres indicateurs.

À retenir

- Si l'index glycémique d'un aliment est élevé, on aura une réponse glycémique élevée.
- Si l'index glycémique d'un aliment est bas, on aura une réponse glycémique basse.

Les limites de l'index glycémique

- L'index glycémique est une valeur moyenne approximative. **Il n'a donc qu'une valeur indicative.**
- L'IG ne tient pas compte de la quantité de l'aliment consommée.
- L'IG ne tient pas compte de la quantité de glucides présente dans l'aliment.
- Les aliments à index glycémique bas ou moyen ne sont pas nécessairement de bons choix alimentaires, car certains sont assortis d'une bonne quantité de graisses saturées. Un exemple : le chocolat !
- L'IG n'est pas une valeur intangible. D'abord, les valeurs indiquées peuvent varier notablement d'une étude à l'autre. Ensuite, l'IG d'un aliment dépend de nombreux facteurs qui influent sur la vitesse d'absorption du glucose : interactions avec d'autres nutriments, degré de cuisson de l'aliment, variations physiologiques individuelles... ; par exemple, un morceau de sucre aura un impact sur la glycémie plus important s'il est pris isolément que s'il est consommé dans le cadre d'un repas équilibré.

Index glycémique de quelques aliments

IG bas inférieur à 35	IG moyen entre 35 et 50	IG élevé supérieur à 50
Viandes, poissons, œufs	Lait	Yaourt sucré
La plupart des légumes frais	Betterave crue, carotte cuite, navet cru, maïs	Betterave cuite
Légumes secs	Céréales complètes sans sucre	Patate douce
Fruits pauvres en sucres (agrumes, abricots, pêches, fruits rouges)	Farine de blé intégrale	Riz blanc
Huile d'olive	Riz basmati complet	Pâtes bien cuites
Vinaigre		Baguette
Herbes et épices		Céréales pour petit déjeuner
		Pommes de terre frites, purée
		Confiture
		Bonbons
		Boissons sucrées
		Bière

Tableau établi à partir des IG méthode Montignac (www.montignac.com)

Un peu de réalisme...

Vous en savez maintenant un peu plus sur l'index glycémique mais vous ne savez pas tout. En effet, **l'index glycémique d'un même aliment peut varier selon différents facteurs** : la composition de l'amidon qu'il contient (s'il en contient), le type et le temps de cuisson, la présence ou non de fibres solubles, le raffinage et les traitements industriels, le degré de mûrissement (s'il s'agit de fruits notamment), ou encore la présence d'autres nutriments.

LA COMPOSITION DE L'AMIDON

La composition de l'amidon contenu dans les aliments, et en particulier dans les plantes, est variable. Pour comprendre ce qui se passe, il faut regarder le grain d'amidon de plus près. Ce dernier est composé d'un mélange de deux molécules, l'*amylose* et l'*amylopectine*. En fonction de l'aliment glucidique mais aussi de l'origine et de la variété botanique de la plante qui le produit, les proportions relatives d'amylose et d'amylopectine sont variables, ce qui entraîne des effets nutritionnels différents sur l'organisme.

- **Quelques exemples :**
  - teneur en amylose de la pomme de terre : 17 à 22 %
  - teneur en amylose des céréales : 15 à 28 %
  - teneur en amylose des légumes secs : 33 à 66 %

Le rapport amylose/amylopectine est d'une importance capitale. Pourquoi ?

Quand on chauffe de l'amidon en présence d'eau, sa structure se modifie. Les grains s'hydratent et gonflent. Une partie de l'amylopectine passe dans l'eau puis, si le chauffage est prolongé, c'est au tour d'une partie de l'amylose de passer dans l'eau de cuisson. Il se forme un gel plus ou moins consistant : on parle alors de « gélatinisation » de l'amidon.

Or, plus la teneur de l'aliment en amylopectine est forte, plus le processus de gélatinisation, à conditions de cuisson égales, est important. Et plus la gélatinisation est importante, plus l'action des enzymes chargées de la digestion des glucides (comme les alpha-amylases salivaires) est facilitée. La quantité de glucose libérée sera alors plus élevée, ce qui entraînera une augmentation plus importante et rapide de la glycémie.

Par exemple, le taux d'amylose est faible dans l'amidon de la pomme de terre. C'est pourquoi l'index glycémique de la pomme de terre est élevé.

■ Le cas du riz

Le taux d'amylose du riz varie beaucoup d'une variété à l'autre : dans le riz long grain, type basmati, la teneur en amylose est élevée (et le taux d'amylopectine, faible) : le riz garde son aspect, même après une cuisson prolongée et les grains restent détachés. Par contre, les riz plus pauvres en amylose et riches en amylopectine donnent des gels visqueux à la cuisson : ce sont les riz « collants » (comme le riz à risotto) et les riz « gluants » asiatiques. Maintenant que vous êtes… incollables sur la question, vous saurez quel type de riz privilégier si vous voulez maintenir un index glycémique bas… Mais faites également attention au temps de cuisson (voir plus loin) !

■ À retenir

- Plus la quantité d'amylopectine de l'amidon est importante (par rapport à l'amylose), plus l'index glycémique de l'aliment sera élevé.
- Plus la quantité d'amylose est importante, plus l'index glycémique de l'aliment sera bas.

HYDRATATION DE L'ALIMENT

Plus un aliment est hydraté, plus son index glycémique est élevé. Par exemple, un légume cru aura un index glycémique plus bas que ce légume cuit à l'eau : l'IG de la carotte crue est de 20, mais celui de et la carotte cuite est de 40 !

De même, une cuisson à l'étouffée ou à la vapeur douce sera moins néfaste pour l'IG qu'une cuisson à l'eau, du fait d'une influence moindre de l'eau.

À noter que les biscuits type sablés contiennent peu d'eau, de sorte que la gélatinisation de l'amidon qu'ils contiennent est moindre, même après cuisson : leur IG est donc relativement bas.

PROCÉDÉS INDUSTRIELS

Certains traitements appliqués par les industriels tendent à faire augmenter considérablement la gélatinisation, donc l'index glycémique de l'aliment.

C'est le cas des céréales pour le petit déjeuner (riz soufflé…), les pop-corn, les flocons pour purée de pomme de terre, les amidons modifiés ou « dextrinisés » que l'on retrouve dans les listes d'ingrédients.

Le broyage des céréales engendre des particules très fines qui sont facilement hydrolysables (c'est-à-dire digestibles), d'où une augmentation de l'IG. C'est le cas des farines de blé ou de riz… Quand les particules restent grossières, l'IG est plus bas, comme c'est le cas du pain confectionné avec des farines non blutées contenant encore des fibres. Le degré de raffinage des farines est donc important : **préférez les moutures grossières**.

Autre procédé : la « pastification » du blé dur. C'est un procédé industriel à haute pression qui a pour effet de former une sorte de film protecteur à la surface des pâtes alimentaires comme les spaghettis ou les tagliatelles. L'amidon est moins bien hydraté, donc l'IG est plus bas comparativement aux ravioles ou aux lasagnes. Mais c'est sans compter le mode de cuisson adopté chez vous !

■ **À retenir**

Moins un aliment est transformé, plus son IG est bas !

CUISSON DE L'ALIMENT

D'une façon générale, une cuisson longue augmente l'IG. Pour des pâtes par exemple, une cuisson « al dente » est préférable car elle limite la gélatinisation de l'amidon et favorise donc un IG bas.

■ **À retenir**

Moins l'aliment est cuit, plus son IG est bas !

REFROIDISSEMENT DE L'ALIMENT

Lorsque l'amidon de l'aliment refroidit, le phénomène inverse de la gélatinisation se produit. On parle de « rétrogradation ». On retrouve une structure presque similaire à celle du départ et donc un IG plus bas.

C'est le cas du pain rassis ou grillé, du pain frais congelé puis décongelé à température ambiante, ou des pâtes cuites refroidies.

En outre, plus la teneur en amylose de l'aliment est importante, plus la rétrogradation est efficace. Vive la salade de lentilles froides !

Encore plus efficace : le réchauffage, qui tend encore à diminuer l'IG.

PRÉSENCE D'AUTRES NUTRIMENTS

Les protéines, les lipides ou les fibres présentes dans un aliment modifient la vidange gastrique (l'évacuation du contenu de l'estomac, qui s'effectue normalement en 2 à 3 heures). Or la vitesse d'évacuation gastrique influence l'IG.

Plus un aliment est riche en protéines, plus son IG est bas, car les protéines augmentent le temps de vidange gastrique. En ce qui concerne les lipides, ils ont aussi pour effet de ralentir la vidange gastrique. Il en va de même pour les fibres, en particulier les fibres solubles, qui font baisser l'IG de l'aliment qui en contient.

Par exemple, la présence de protéines dans l'aliment ou le repas favorise la diminution de l'IG en ralentissant l'effet des amylases salivaires. C'est le cas des pâtes, qui contiennent du gluten (le gluten est constitué de protéines), ou des céréales.

■ À retenir

Les repas contenant des protéines, des lipides et des fibres augmentent le temps de vidange gastrique, donc atténuent l'effet IG. Leur présence augmente la sécrétion d'insuline mais pas le taux de sucre dans le sang. Donc, équilibrez vos repas !

TEXTURE DE L'ALIMENT

Si l'aliment est liquide (par exemple, un potage), le temps de vidange gastrique est réduit, et l'index glycémique est plus élevé. En revanche, un aliment cru et solide atténue la réponse glycémique, donc son IG est plus bas.

DEGRÉ DE MÛRISSEMENT DES FRUITS ET DES LÉGUMES

Plus un fruit est mûr, plus son IG est élevé. Prenons le cas de la banane. Quand elle est verte, son IG est bas (de l'ordre de 45). Lorsqu'elle est bien mûre (ou cuite !), son IG est plus élevé (55 à 65 selon la variété). Cela est dû à la transformation de son amidon avec le temps.

C'est également valable pour les pommes de terre nouvelles, dont l'IG est plus bas que celui des pommes de terre de consommation courante qui ont séjourné plusieurs semaines dans votre cave !

■ À retenir

L'IG d'un aliment dépend de l'association et de l'interaction de divers paramètres. En outre, la réponse anticipée de l'insuline est susceptible de modifier la réponse glycémique.

De la pertinence : la charge glycémique

L'**index glycémique (IG)** présente un inconvénient : il ne tient pas compte de la quantité de glucides présente dans l'aliment ni de la quantité réellement consommée. La **charge glycémique (CG)**, en revanche, prend à la fois en compte l'IG de l'aliment et la quantité de glucides que vous avalez. Elle permet ainsi de mesurer l'impact réel de votre repas sur le sucre sanguin.

Par exemple, avaler une cuillère à soupe de riz gluant (dont l'IG est très élevé : 85) n'a guère de conséquence sur votre organisme. Mais si vous en mangez une assiette entière (150 g, contenant 40 g de glucides), vous ferez supporter un stress glycémiant important à votre corps.

La charge glycémique (CG) se définit comme suit :

CG = IG x quantité de glucides d'une portion d'aliment (en gramme)/ 100

Un cas concret pour les mordus de calcul.

Prenons une portion de pâtes de 150 g dont la teneur en sucres est de 36 g et l'IG de 55 : la CG sera de 19,8 (soit : 55 x 36/100 = 19,8). Même exercice avec 225 g de purée en flocons dont l'IG est de 90, qui contient 29,4 g de glucides : la CG est de 26,46.

Conclusion : une assiette de purée est plus hyperglycémiante qu'une assiette de pâtes. C.Q.F.D. !

La charge glycémique est un outil intéressant pour vous guider dans vos choix alimentaires, en complément d'une alimentation équilibrée.

CG basse	CG modérée	CG élevée
< ou = 10	11 à 19	20 ou plus

■ À retenir

Honnêtement, avez-vous envie de calculer la charge glycémique de vos aliments voire de vos repas ? Vous ne mangez pas des IG ni des CG mais des aliments. Oubliez ce casse-tête et prenez du recul !

PETIT PLUS : L'INDEX INSULINIQUE

Certains scientifiques vont plus loin dans leur démarche en s'intéressant à l'**index insulinique (II)**. Cette mesure vient compléter les notions d'index et de charge glycémiques. Rappelons que l'insuline est une hormone sécrétée par le pancréas après l'ingestion de glucides. L'index insulinique (II), qui se mesure sur une échelle de 1 à 100, correspond à l'augmentation de la sécrétion d'insuline dans le sang après la prise alimentaire, à quantité de calories identique et en prenant le pain comme aliment de référence (II = 100). Les aliments qui engendrent une sécrétion d'insuline sont qualifiés d'**aliments insulinogènes**.

Les aliments à faible impact insulinique

- les viandes, les volailles, les abats, les gibiers, les charcuteries, les poissons frais, les coquillages, les crustacés, les œufs
- les matières grasses

Les aliments à impact insulinique modéré

- les produits céréaliers complets
- les légumes secs

Les aliments à fort impact insulinique

- la farine, le pain, les pizzas, quiches, viennoiseries… tout produit à base de farine
- les sucreries
- la confiture
- les boissons sucrées
- les boissons alcoolisées

■ À noter

L'index insulinique, l'index glycémique et la charge glycémique sont des outils qui sont corrélés, à une exception près : les produits laitiers et en particulier les yaourts aux fruits, qui déclenchent une forte réponse insulinique, sans commune mesure avec leur charge réelle en glucides.

INDEX GLYCÉMIQUE ET CHARGE GLYCÉMIQUE DES ALIMENTS

Vous trouverez ci-après un tableau présentant des valeurs de référence concernant l'IG et la CG de nombreux aliments.

Attention ! Il ne faut pas bannir par principe les aliments à IG glycémique élevé car certains ont un profil nutritionnel très intéressant, notamment s'ils sont riches en fibres ou en vitamines. Inversement, ne considérez pas les aliments à IG bas comme étant consommables sans restriction : certains peuvent être très caloriques, et riches en lipides donc pas forcément souhaitables sur le plan cardio-vasculaire ou pour les personnes présentant une surcharge pondérale.

Aliments	Portion	Index glycémique (IG)	Charge glycémique (CG)
Lait et produits laitiers			
Lait de vache entier, demi-écrémé, écrémé	100 ml	30	1,5
Yaourt nature	125 g	35	2,3
Dessert au soja nature	100 g	20	0,3
Fromage blanc nature	100 g	30	1
Boissons végétales			
Boissons aux amandes, à l'avoine	100 ml	30	1,8
Boisson au riz	100 ml	85	7,6
Boisson au soja	100 ml	30	-
Lait de coco	100 ml	40	1,3
Céréales, produits céréaliers			
Blé type Ebly	150 g cuit	45	18,7
Boulgour de blé	150 g cuit	50	10,6
Boulgour de blé complet	150 g cuit	45	16,4
Épeautre (grains)	150 g cuit	45	16,2
Amidon de maïs (Maïzena)	100 g	70	54,7
Farine blanche	100 g	85	61,2
Farine de blé intégrale (type 150)	100 g	45	29,2
Farine de sarrasin	100 g	50	34,2
Farine de châtaigne	100 g	65	45,7
Farine de coco	100 g	35	7,7
Farine de pois chiche	100 g	35	16,4
Farine de quinoa	100 g	40	25,3
Farine de riz	100 g	95	73,2
Farine de riz complète	100 g	75	54
Farine d'épeautre intégrale	100 g	45	28,8

Aliments	Portion	Index glycémique (IG)	Charge glycémique (CG)
Fécule de pomme de terre	100 g	95	82
Flocons d'avoine nature	30 g	40	6,95
Céréales sucrées	30 g	70	16
Céréales avec fibres type All Bran	30 g	50	7,35
Corn flakes	30 g	85	20,5
Muesli sucré	30 g	65	13,2
Muesli sans sucre ajouté	30 g	50	9,2
Céréales complètes sans sucre	30 g	45	10,3
Pâtes	150 g cuit	55	20,6
Pâtes « al dente »	150 g cuit	40	14,5
Pâtes complètes	150 g cuit	50	18
Polenta	150 g cuit	70	14,2
Quinoa	150 g cuit	35	10
Riz blanc	150 g cuit	70	33,4
Riz basmati blanc	150 g cuit	50	18,7
Riz basmati complet	150 g cuit	45	16,9
Riz rond dessert/riz pour risotto	150 g cuit	70	29,4
Riz sauvage	150 g cuit	35	10,3
Semoule couscous	150 g cuit	60	29,8
Semoule couscous complet	150 g cuit	50	24,9
Vermicelles de riz	150 g cuit	60	20,7
Vermicelles de soja	150 g cuit	30	6,5
Baguette	50 g (1/5)	70	19,8
Pain complet	50 g (2 tranches)	65	13,3
Pain de seigle (30 % de seigle)	50 g (2 tranches)	65	15

Aliments	Portion	Index glycémique (IG)	Charge glycémique (CG)
Pain d'épeautre intégral	50 g (2 tranches)	45	10,8
Pain de mie	40 g (2 tranches)	75	15,2
Petit pain au lait	35 g (1 unité)	60	11,4
Pain au chocolat	45 g (1 unité)	65	14
Brioche	40 g	70	13,8
Croissant	50 g	60	11,9
Gaufre	50 g	75	19,7
Pain pour hamburger	50 g	75	18,6
Biscotte	35 g (5 unités)	70	18,9
Galette de riz soufflé complet	7,5 g (1 unité)	85	5,1
Wasa fibres	40 g (4 unités)	35	5,9
Biscuit sec	15 g (2 unités)	70	7,3
Sablé	20 g (2 unités)	55	6,5
Pomme de terre			
Frites	150 g	95	49,1
Chips	1 sachet de 30 g	70	10,7
Gnocchi de pomme de terre	125 g	70	29,8
Pomme de terre cuites vapeur ou eau avec peau	200 g	70	24,8
Pomme de terre au four	200 g	95	35,1
Purée en flocons	250 g	90	27,2
Purée maison	250 g	80	19,5

Aliments	Portion	Index glycémique (IG)	Charge glycémique (CG)
Légumes			
Ail	1 gousse	30	-
Artichaut	100 g	20	2
Asperge	100 g	15	0,2
Aubergine, cœur de palmier	100 g	20	1
Betterave crue	100 g	30	2,7
Betterave cuite	100 g	65	6
Blette, brocoli	100 g	15	0,8
Carotte crue	100 g	20	1,3
Carotte cuite	100 g	40	1
Céleri branche, épinard, fenouil	100 g	15	-
Céleri rave cru	100 g	35	1,5
Céleri rave cuit	100 g	85	4
Champignon	100 g	15	0,8
Chou cuit	100 g	15	-
Chou de Bruxelles, chou-fleur	100 g	15	0,8
Chou rouge, haricot mange-tout	100 g	15	0,7
Citrouille	100 g	75	4,5
Concombre, courgette, endive	100 g	15	-
Cornichon	2 unités (10 g)	15	-
Courge	100 g	65	1
Échalote	2 unités (50 g)	15	-
Fève crue	100 g	40	1,7
Fève cuite	100 g	65	6,7

Aliments	Portion	Index glycémique (IG)	Charge glycémique (CG)
Germe de soja (haricot mungo)	100 g	25	0,6
Haricot coco plat	100 g	15	0,67
Haricot vert	100 g	30	0,9
Navet cru	100 g	30	1,5
Navet cuit	100 g	85	3,2
Oignon	1 unité (100 g)	15	0,9
Panais	100 g	85	11,4
Petit pois frais	100 g	35	1,6
Potiron	100 g	75	3,4
Radis	100 g	15	0,2
Rutabaga	100 g	70	3
Salade	1 portion de 40 g	15	-
Salsifis	100 g	30	3,8
Tomate cerise	100 g	30	0,9
Flageolet	100 g	25	3,9
Haricot blanc cuit, haricots rouges	100 g	35	4,8
Lentille verte	100 g	25	3,5
Poireaux	100 g	15	0,8
Pois cassé	100 g	25	3,7
Pois chiche	100 g	35	5,6
Poivron	100 g	15	0,8
Maïs doux en conserve	100 g	55	10,2
Petit pois en conserve	100 g	45	4,8
Patate douce	100 g	50	9,1
Topinambour	100 g	50	8

Aliments	Portion	Index glycémique (IG)	Charge glycémique (CG)
Fruits frais			
Abricot	2 unités (100 g)	35	3
Ananas	1 quart	50	5,6
Banane mûre	1 unité (150 g)	55	16,2
Banane verte	1 unité (150 g)	45	13,2
Brugnon, nectarine	1 unité (150 g)	35	4,7
Cassis	100 g	15	1,17
Cerise	100 g	25	3,17
Citron	1 unité (100 g)	20	0,6
Clémentine	2 unités (150 g)	30	5,3
Coing	1 unité (200 g)	35	9,4
Figue	1 unité (50 g)	35	2,5
Fraise	150 g	25	2,3
Framboise, groseille	150 g	25	1,9
Fruit de la Passion	100 g	30	2,8
Grenade	100 g	35	4,9
Kaki	1 unité (200 g)	50	17,1
Kiwi	2 unités (150 g)	50	6,3
Litchi	100 g	50	7,6
Mandarine	2 unités (150 g)	30	4,4
Mangue	½ unité (100 g)	50	6,7
Melon	¼ unité (150 g)	65	8,6

Aliments	Portion	Index glycémique (IG)	Charge glycémique (CG)
Mûre	100 g	25	2
Myrtille	100 g	25	2,7
Orange	1 unité (150 g)	35	4,2
Pamplemousse	½ unité (200 g)	25	4,3
Papaye	100 g	60	5,9
Pastèque	200 g (1 tranche)	75	11
Pêche	1 unité	35	4,7
Poire	1 unité (150 g)	30	4,9
Pomme	1 unité (150 g)	35	6
Prune	3 unités (150 g)	35	4,9
Raisin	150 g	45	9,7
Rhubarbe	100 g	15	-
Tomate	100 g	30	0,9
Fruits et graines			
Abricot au sirop	100 g (égoutté)	65	10,5
Abricot sec	2 unités (30 g)	30	4,5
Amande, noisette, noix de cajou, noix, pignon de pin, pistache	1 poignée	15	-
Ananas au sirop	100 g (égoutté)	50	6,8
Avocat	½ unité (60 g)	10	-
Baie de Goji	1 poignée de 30 g	25	4,3

Aliments	Portion	Index glycémique (IG)	Charge glycémique (CG)
Châtaigne	1 poignée de 25 g	65	23,6
Compote de pommes sans sucre	100 g	35	5,6
Dattes	4 unités (25 g)	70	11,3
Figue sèche	2 unités (25 g)	50	6,9
Noix de coco	100 g	35	3
Olive verte	5 unités (15 g)	15	-
Pêche au sirop léger	100 g (égoutté)	50	6,9
Poire au sirop léger	100 g (égoutté)	44	6,4
Pruneau	4 unités (40 g	40	11,1
Raisin sec	1 poignée de 30 g	15	12,1
Sucre et produits sucrés			
Sucre blanc, sucre de canne	10 g (2 morceaux)	70	7
Sucre de coco	10 g (1 c. à s)	30	2,9
Sucre de bouleau	10 g (1 c. à s)	8	0,8
Fructose	10 g (1 c. à s)	20	2
Miel	30 g (1 c. à s)	60	14,6

Aliments	Portion	Index glycémique (IG)	Charge glycémique (CG)
Sirop d'agave	10 g (1 c. à s)	15	1,2
Sirop d'érable	20 g (1 c. à s)	55	7,4
Confiture	30 g (1 c. à s)	50	9
Chocolat au lait	10 g (2 carrés)	40	2,1
Chocolat noir 70 % cacao	10 g (2 carrés)	25	0,8
Cacao en poudre non sucré	10 g (1 c. à s)	20	0,3
Barre chocolatée sucrée	18 g (1 unité)	70	8,3
Pâte à tartiner	30 g (1 c. à s)	55	9,5
Poudre chocolatée sucrée	10 g (1 c. à s)	60	4,5
Crème glacée	2 boules de 30 g	60	9,2
Sorbet	2 boules de 30 g	65	11,5
Boissons			
Bière	25 cl	110	12,5
Cidre brut	15 cl	40	1,5
Jus d'orange sans sucre ajouté	15 cl	45	6,4
Jus de citron sans sucre ajouté	15 cl	20	1,8
Jus de pamplemousse sans sucre ajouté	15 cl	45	5,3
Pur jus d'ananas sans sucre ajouté	15 cl	50	9

Aliments	Portion	Index glycémique (IG)	Charge glycémique (CG)
Pur jus de carotte	15 cl	40	3,9
Pur jus de pomme sans sucre ajouté	15 cl	40	6
Pur jus de raisin sans sucre ajouté	15 cl	45	10,8
Pur jus de tomate	15 cl	35	1,6
Limonade	15 cl	70	8,8
Soda au cola	15 cl	60	9,2
Produits divers			
Beurre de cacahuètes	1 c. à soupe (30 g)	40	1,92
Coulis de tomates nature	100 g	35	3
Germe de blé	1 c. à soupe (10 g)	15	NS -
Ketchup	1 c. à soupe (10 g)	55	1,7
Levure de bière, graine de lin, chia	1 c. à soupe (10 g)	35	0,3
Moutarde	10 g	55	-
Purée d'amandes sans sucre	100 g	35 35	1,96
Purée de noisettes sans sucre	100 g	25	1,37
Sauce aux tomates fraîches	100 g	35	2,6
Sauce tomate cuisinée	100 g	45	5,1
Son de blé, d'avoine	1 c. à soupe (10 g)	15	0,5
Surimi	5 unités (100 g)	50	5,9
Tofu soyeux	100 g	15	0,2
Tomate séchée	100 g	34	15,1
Vinaigre, vinaigre balsamique	1 c. à soupe (10 g)	5	-

Qu'est-ce que le régime IG ?

SON PRINCIPE

Le régime IG, tel qu'il existe actuellement, consiste à **contrôler la quantité de glucides** en fonction de son impact sur la glycémie après un repas. Pour cela, une classification des index glycémiques a été mise en place : on distingue les aliments à IG bas (inférieur à 55), les aliments à IG moyen (entre 55 et 70) et ceux à IG élevé (supérieur à 70). La part belle est faite aux légumes, aux fruits, aux céréales complètes, aux légumineuses.

La consommation d'aliments à IG élevé induit une sécrétion importante d'insuline par le pancréas dans le sang. Et **les pics fréquents de sécrétion d'insuline favorisent le stockage des graisses**. Par ailleurs, ces pics insuliniques stimuleraient l'appétit, engendrant des consommations alimentaires plus importantes.

C'est pourquoi **la consommation d'aliments à IG bas et moyen est préconisée**, sans oublier l'aspect qualitatif des glucides. Mais ce n'est pas tout : il est indispensable d'y **associer une activité physique régulière** !

Ce régime repose sur 3 paliers en fonction des résultats souhaités, à savoir :

- Une phase d'attaque (ou offensive) afin d'obtenir une perte de poids rapide. Pour cela, seuls les aliments à IG bas sont autorisés.
- Une phase dite de « déstockage » qui autorise seulement les aliments à IG moyen. La perte de poids est progressive à ce stade.

• Quand le poids souhaité est atteint vient la phase de stabilisation. Il n'y a plus de restriction, même les aliments à IG élevé sont autorisés. Mais on continue de favoriser ceux à IG bas.

IG et réponse glycémique : ce qu'il faut savoir

- **Même après un repas contenant beaucoup d'aliments à IG élevé, la glycémie « postprandiale » (= le taux de sucre sanguin mesuré après ce repas) peut-être normale ! Au prix d'une importante sécrétion d'insuline, votre organisme a su limiter la montée de la glycémie. Si elle se reproduit trop souvent, cette énorme sollicitation du pancréas est préjudiciable, c'est la raison pour laquelle il est préférable de consommer des aliments à IG bas.**
- **La réponse glycémique d'une personne dépend de nombreux facteurs tels que l'âge, le sexe, le niveau et l'intensité physique, la résistance à l'insuline (annonciatrice d'un diabète), la prise de comprimés antidiabétiques oraux, le stress, ainsi que les facteurs qui influencent l'IG vus précédemment.**
- **L'IG, à lui seul, ne permet pas d'expliquer les variations de la glycémie. Mais à long terme, il est avéré qu'une alimentation à IG bas donne de meilleurs paramètres biologiques (en particulier sur l'hémoglobine glyquée) chez les patients diabétiques qu'une alimentation à IG élevé.**
- **Pour un même effet sur la glycémie, une quantité plus importante d'un aliment à plus faible IG peut être consommée : c'est la base des équivalences glycémiques et non glucidiques. Ex. : 40 g de pain (contenant 22 g de glucides/IG 70) ou 250 g de lentilles cuites (35 g de glucides/IG 25) ont un effet identique sur la glycémie.**
- **En cas d'hypoglycémie, mieux vaut opter pour un aliment à IG élevé, donc pas de chocolat !**

SES POINTS FORTS ET SES POINTS FAIBLES

Le régime IG a beaucoup d'effets positifs mais pas seulement…

Ses points forts

- **Une perte de poids rapide** au départ, comme c'est le cas des régimes hyperprotéinés, mais à une différence près : la stabilisation du poids est à long terme. Exit, l'effet Yo-Yo ! Il vous ouvre sur une alimentation plus saine.
- **L'alimentation est variée** : pas de fringales, pas de frustrations, sauf si on a envie d'une cuillère de confiture prise isolément ! On ne supprime rien, on apprend juste à choisir ; meilleur effet sur la satiété (pas de faim entre les repas) d'où un intérêt certain dans la prévention de l'obésité.
- **Une meilleure maîtrise des pics d'insuline pour les diabétiques** en agissant favorablement sur le métabolisme ; il n'y a pas d'hypoglycémie donc pas de coup de pompe. L'organisme utilise les graisses comme source d'énergie.
- **La consommation d'aliments riches** en protéines, en fibres, en acides gras essentiels… est favorisée. Les graisses ne sont pas supprimées mais l'aspect qualitatif est privilégié.
- **Ce régime est rassasiant,** car il préconise une consommation plus importante d'aliments riches en fibres.

Ses points faibles

- La phase d'attaque est une phase de **frustration**, qui nécessite un changement radical d'alimentation pour beaucoup. Par ailleurs, cette phase limite fortement le lait et les produits laitiers, aliments riches en calcium et vitamine D, de sorte qu'il existe un **risque éventuel de carence**. Il est donc impératif de ne pas en faire une phase permanente. Elle doit durer très peu de temps.
- Pendant cette même phase, la non-consommation de produits complets se traduit par une absence de fibres donc

un **risque potentiel de constipation** sauf si la quantité de fruits, légumes frais et secs est conséquente.

• Pendant la phase dite de « déstockage », la structure du repas consiste en un aliment glucidique associé à un aliment protéique et un fruit : c'est **un peu frugal** !

• Les **quantités consommées** peuvent être importantes sous prétexte que les aliments sont à IG bas, surtout si ces aliments à IG bas sont riches en graisses !

• La **perte de poids** n'est pas forcément significative.

• Ce régime est **difficile à appliquer** quand on a un repas de famille, une sortie au restaurant… et que l'on souhaite être hyperrigoureux.

• Ce régime n'est **pas recommandé aux femmes enceintes**, aux enfants et personnes fragiles, comme tout régime.

À retenir

Sans programme IG

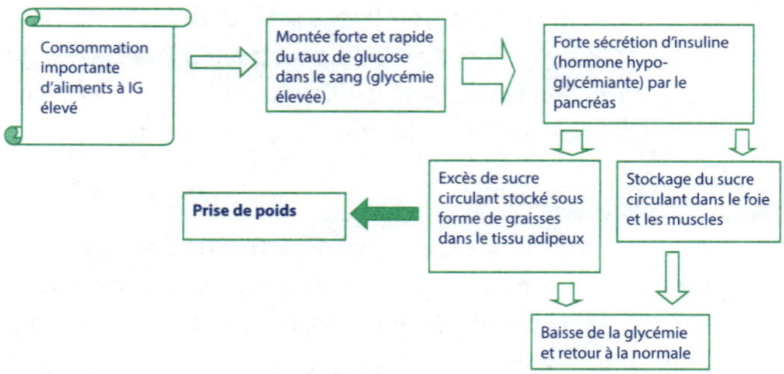

Avec le programme IG

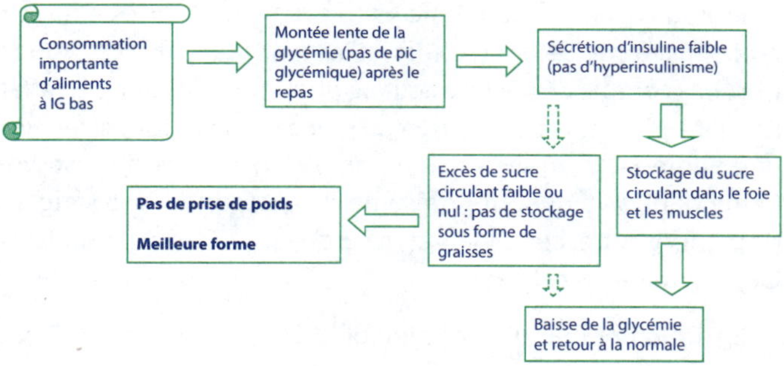

LE PROGRAMME IG : POUR QUI ET POURQUOI ?

■ Pour les diabétiques… pour mieux réguler leur glycémie

Plus les sécrétions d'insuline sont fortes et fréquentes, plus le corps est obligé de s'adapter et, à terme, les cellules deviendront résistantes à son action. Il faudra alors produire toujours plus d'insuline pour obtenir les mêmes effets. On parle d'insulino-résistance, un phénomène caractéristique du **diabète de type 2** (appelé aussi diabète non insulino-dépendant).

En privilégiant la consommation des aliments à IG bas, on sollicite moins l'organisme, et on retarde l'apparition du diabète ou on en atténue les effets.

Pour les **diabétiques de type 1** (diabète insulino-dépendant), qui doivent s'injecter des doses d'insuline, il est impératif de suivre le même type d'alimentation pour mieux équilibrer leur diabète.

Pour maîtriser sa ligne

Plus la réponse insulinique est élevée, plus le risque de stocker sous forme de graisses est important, surtout si cet apport n'est pas compensé par une activité physique suffisante. En effet, l'insuline permet la pénétration du glucose dans les muscles avec une augmentation du stock de glycogène (sucre de réserve). Cependant, si la quantité présente de glucose dans le sang est trop importante, ce surplus sera stocké sous forme de graisses. C'est un mauvais calcul !

En adoptant une alimentation plus riche en aliments à IG bas, vous vous assurez un maintien de votre ligne sur le long terme.

Pour les sportifs qui veulent augmenter leur endurance

Faut-il abandonner la soirée « pasta party » ? Pas du tout ! Pour constituer des réserves de glycogène (le sucre de réserve, stocké dans le foie et les muscles), il faut consommer des aliments à IG bas. Ces réserves seront alors utilisées pour pratiquer des exercices et des sports d'endurance. En revanche, si vous souhaitez de l'énergie immédiatement disponible, les aliments à IG élevé sont particulièrement adaptés.

À retenir

- **Dans les heures qui précèdent un exercice physique**, privilégiez des aliments à IG bas.
- **Pendant l'effort**, les aliments à IG élevé s'imposent pour épargner les réserves de glycogène.
- **Si l'effort est prolongé**, une association d'aliments à IG bas et élevé est recommandée.

Pour limiter les risques cardio-vasculaires

Il faut savoir que la consommation d'aliments à IG élevé provoque une augmentation du taux de triglycérides (graisses du sang) et fait baisser le HDL cholestérol (le « bon » cholestérol). Il s'ensuit une augmentation des risques cardio-vasculaires.

D'après certaines études scientifiques, la consommation d'aliments à IG bas chez des diabétiques de type 2 favoriserait l'augmentation du taux de bon cholestérol.

■ Et aussi probablement…

Certaines études scientifiques complémentaires suggèrent qu'une consommation d'aliments à IG bas réduirait l'apparition de certains cancers, de maladies oculaires, de pertes auditives, ou retarderait le vieillissement… Mais tous ces résultats demandent des études supplémentaires pour être confirmés.

■ À retenir

L'hyperglycémie et l'hyperinsulinisme, si elles sont fréquentes, occasionnent de nombreuses pathologies telles que le diabète, la surcharge pondérale, l'obésité et diverses pathologies cardio-vasculaires.

LE RÉGIME IG EST À NUANCER…

Ce régime IG est une bonne base mais j'y apporterai quelques nuances. Pour commencer, en tant que diététicienne, je n'utiliserai pas les termes « autorisés » et « interdits », qui engendrent la frustration, mais plutôt les termes « **conseillés** » et « **déconseillés** ».

Le programme proposé ici n'est pas le régime IG à prendre à la lettre avec ses différentes phases. Je vous propose seulement de **vous en servir de base pour mieux vous alimenter au quotidien** et certainement vous délester de quelques kilos superflus. On ne mange pas moins, mais mieux. Ce n'est donc pas un régime tel qu'on l'entend !

Cela ne doit pas devenir un casse-tête ; soyons réalistes, tout le monde n'est pas prêt à manger du quinoa, des pâtes complètes ou encore à supprimer la pomme de terre de son alimentation.

Plutôt qu'un régime, je vous propose un **rééquilibrage alimentaire**, une méthode fondée sur une alimentation saine.

On peut simplement donner quelques grandes tendances, car il est impossible de savoir comment va réagir notre corps, l'effet de tel ou tel aliment ou tel ou tel repas, que vous soyez diabétique ou non, sportif(ve) ou non.

Quelques règles à respecter

1. **Mangez de façon raisonnable**. Ce n'est pas parce que votre alimentation est riche en aliments à IG bas que vous devez en consommer des quantités excessives ! Gardez à l'esprit que les aliments à IG bas peuvent être aussi caloriques que ceux à IG élevé, voire davantage.
2. **Attention aux graisses saturées** : le contrôle de l'IG ne fait pas tout ! Un aliment à IG bas peut-être riche en graisses, par exemple une barre chocolatée. Veillez aussi à l'aspect qualitatif des apports en graisses, en optant plutôt pour des graisses insaturées (bonnes graisses, d'origine végétale) plutôt que pour des graisses saturées.
3. Veillez à toujours avoir dans chaque repas **une source de protéines**, un féculent et des légumes… surtout si le féculent est à index glycémique élevé !
4. Réservez la consommation d'un aliment à IG élevé, pris isolément, pour des situations occasionnelles : ce sera **le petit plaisir** !
5. **N'hésitez pas à associer** des aliments à IG bas avec des aliments à IG moyen, voire élevé : vous obtiendrez une meilleure stabilité dans le temps. La perte de poids ne sera peut-être pas extraordinaire, mais vous maintiendrez aisément ce nouveau poids sur le long terme… ce qui n'est déjà pas si mal !

6. Tenez compte de vos **goûts alimentaires**. Ne vous « punissez » pas.

7. L'IG ne donne pas d'information sur la valeur calorique ou la composition en nutriments. Donc, **ne supprimez pas tous les aliments à IG élevé** : certains peuvent être intéressants sur le plan nutritionnel à d'autres niveaux (richesse en minéraux, en vitamines, action positive sur le transit, etc.).

8. Ne lésinez pas sur les produits riches en fibres comme les céréales complètes, la farine complète, la farine d'épeautre, le son, les fruits et légumes… Attention toutefois : ces aliments ont une fâcheuse tendance à emprisonner les minéraux comme le calcium, le magnésium… il faut donc alterner avec des produits blutés comme des farines blanches ou du pain, à condition de ne consommer ces derniers que dans le cadre d'un repas bien composé.

Je vous propose de retenir :

- **Tous les jours**… consommez des légumes, des fruits, des pâtes al dente, du riz basmati, des légumineuses, des graines oléagineuses, du pain complet au levain, des flocons d'avoine, de l'huile d'olive et/ou de colza, du beurre ;
- **Chaque semaine**… du poisson, des fruits de mer, des œufs, de la viande.
- **De temps en temps**… faites-vous plaisir avec de la baguette, du riz blanc, des pommes de terre, de la purée ou encore des frites.
- Optez pour **des cuissons courtes** ;
- **Découpez les aliments grossièrement** plutôt que sous forme émincée ; évitez de les mixer.
- L'**équilibre alimentaire** au cours d'un repas favorise l'équilibre glycémique.

Le plus important

- Au cours d'un repas, **consommez plus d'aliments à IG bas** que d'aliments à IG élevé.
- Si un aliment à IG élevé vous fait saliver, ayez le réflexe de l'associer à un aliment à IG bas. Et si votre repas est très riche en aliments à IG élevé, **ne culpabilisez pas** ! Vous ferez plus attention au repas suivant.
- **Dédramatisez votre alimentation**, les écarts font partie de la vie !
- Si vous consommez des aliments à IG élevé, **ce n'est pas grave**.
- **Ne négligez pas l'activité physique** pour être mieux dans votre tête et dans votre corps.
- **Apprenez à écouter votre corps**, votre faim et votre satiété.
- **Gardez le plaisir de manger** et… votre bonne humeur !

Passons à la pratique

BIEN CHOISIR SES ALIMENTS

En tenant compte d'un maximum de facteurs susceptibles de modifier l'IG, voici un tableau qui vous permettra de mieux visualiser les choses en pratique.

	Plutôt que…	Je choisis…
Lait/Produits laitiers	Yaourt aromatisé	Yaourt nature
	Yaourt aux fruits	
	Fromage blanc aux fruits	Fromage blanc nature
	Petit-suisse aromatisé	Petit-suisse nature
Viandes/Poissons/Œufs	Plats cuisinés du commerce	Plats cuisinés maison
Pain	Pain blanc et de campagne	Pain intégral au levain
		Pain rassis, pain grillé, pain frais décongelé, pain « Poilâne » (uniquement avec levain naturel), pain petit épeautre, intégral, pain multicéréales
		Baguette tradition
	Biscottes	Wasa fibres

	Plutôt que…	Je choisis…
Céréales/Produits céréaliers	Blé	Petit épeautre, quinoa
	Farine de blé blanche	Farine d'épeautre, de sarrasin, de soja
	Pâtes bien cuites	Pâtes « al dente », de préférence complètes ou semi-complètes
	Riz blanc	Riz complet ou basmati
	Semoule de couscous	Boulgour complet
	Céréales pour petit déjeuner (céréales soufflées)	Muesli sans sucre ajouté, flocons d'avoine ou céréales All Bran
	Pâtisseries	Pâtisseries maison à la farine complète
Tubercules	Pomme de terre de conservation	Pommes de terre nouvelle
	Purée	Pomme de terre avec peau ou cuite à l'eau et refroidie
		Patate douce
Légumes/Fruits	Carotte cuite	Carotte crue
	Potage du commerce	Potage du commerce mais sans pomme de terre
	Potage maison mixé	Potage maison mouliné
	Compote de fruits	Compote sans sucre ajouté
	Fruit au sirop	Fruit au naturel
	Jus de fruits	Fruit frais à croquer
	Boisson sucrée	Pur jus de fruits

	Plutôt que…	Je choisis…
Corps gras	Vinaigrette du commerce	Vinaigrette maison*
Sucre et produits sucrés	Sucre, miel	Sirop d'agave, sucre de coco, sucre de bouleau*
	Confiture du commerce	Confiture maison
	Chocolat au lait	Chocolat noir
Boissons	Sodas et bière	Eau

*Ce n'est pas une raison pour en consommer plus !

Un mot sur le fructose…

Le fructose (que l'on trouve dans les fruits ou le miel) possède un pouvoir sucrant plus élevé que le saccharose, son IG est plus bas, donc on pourrait favoriser sa consommation. Toutefois, il est réputé pour faire augmenter les triglycérides sanguins, augmentant ainsi le risque cardio-vasculaire. Donc en user oui, mais en abuser non !

12 ASTUCES POUR AMÉLIORER L'IG DE VOTRE REPAS

1. Choisissez bien vos aliments et vos modes de cuisson.
2. Commencez votre journée par un citron pressé au petit déjeuner.
3. Consommez des aliments riches en protéines et des aliments riches en bonnes graisses au sein d'un même repas.
4. Pensez à agrémenter vos plats de curcuma ou de cannelle.
5. Plutôt que des pâtes nature seules, agrémentez-les de légumes cuits, d'un coulis de tomates, de fromage, d'un filet d'huile d'olive ou d'éclats de noix par exemple.

6. Le son d'avoine, les cornichons, les câpres, le vinaigre et le citron ont la faculté de diminuer l'IG d'un repas.
7. Vous n'avez pas de farine complète, vous pouvez mélanger de la farine blanche avec du son.
8. Le chocolat noir bénéficie d'un IG moyen mais, associé à des amandes ou noisettes, c'est encore mieux (n'en oubliez pas pour autant qu'il est riche en graisses !).
9. Au rayon des desserts, la tarte aux fruits est un bon compromis.
10. Vous n'avez que des bananes mûres sous la main, mettez-les en salade de fruits.
11. Consommez les aliments à IG élevé en fin de repas.
12. Terminez le repas par une infusion de cannelle.

■ À chaque cas, sa solution

Vous ne voulez pas abandonner votre baguette ?

Optez pour une baguette tradition ou décongelez votre baguette fraîche. Autre solution, consommez votre morceau de pain avec une tranche de jambon ou un petit morceau de fromage.

Comment remplacer mon pain au chocolat ?

Par un pain intégral au levain avec carrés de chocolat noir à 70 % de cacao.

En collation, j'aime le pain avec la confiture. Par quelle collation puis-je la remplacer ?

Par du pain aux céréales et du beurre frais ou un peu de confiture maison.

Vous ne voulez pas abandonner vos pâtes ?

Une cuisson « al dente » leur conviendra parfaitement !

Votre plat cuisiné à base de riz vous fait saliver ?

Réchauffé, son IG s'en trouve abaissé !

Je n'ai pas le temps de préparer ma pâte à tarte ou à pizza ?

Vous pouvez acheter une pâte à tarte du commerce (en veillant à sa composition) et y ajouter du son d'avoine pour abaisser l'IG.

Dois-je me priver de dessert ?

Pas du tout ! Les desserts à index glycémique élevé ont beaucoup moins d'impact dès lors qu'ils sont consommés à la fin d'un repas et non pris isolément. Donc pas de contre-indication lorsqu'ils sont intégrés dans un repas complet.

J'ai envie de faire une sortie au restaurant et de manger une pizza…

Aucun problème, veillez simplement à un apport de jambon ou d'œuf, pensez au fromage (en petite quantité, pas une quatre fromages), aux légumes tels que poivrons, artichauts, tomates…

JE FAIS LE TRI DANS LES ALIMENTS

■ Les indispensables pour cuisiner

➤ Dans mon placard

- la farine d'épeautre ou de soja ou de sarrasin ou complète
- les pâtes ou riz complets
- le quinoa, grains de petit épeautre
- les flocons d'avoine sans sucre
- le son d'avoine
- la levure de bière
- les légumes secs (lentilles, haricots secs, pois chiches…)
- les fruits oléagineux (noix, noisettes, amandes…)
- l'huile d'olive, de colza
- le vinaigre de cidre
- les cornichons, les câpres

- le curcuma, la cannelle
- le sucre de bouleau, le sucre de coco, le sirop d'agave, le chocolat noir

➤ Dans mon réfrigérateur

- le lait demi-écrémé, les boissons végétales (boisson aux amandes, noisettes, soja)
- les laitages nature
- les fromages
- le tofu soyeux
- le jambon blanc dégraissé et découenné, les viandes maigres, les poissons, les œufs
- les légumes et fruits frais
- le beurre frais

Le top 5 des aliments à ne pas consommer isolément !

1. **une baguette pour grignoter**
2. **une portion de frites à la fête foraine, on prendra plutôt une crêpe**
3. **une poignée de raisins secs**
4. **des bonbons à sucer**
5. **un soda ou une bière pour étancher sa soif**

IG = 0 : les aliments à index glycémique nul

- les viandes, les volailles (nature non panées)
- les charcuteries (à consommer avec modération) ; le jambon blanc
- les poissons, les fruits de mer
- les œufs
- les fromages
- la mayonnaise maison, la sauce soja (sans sucre ni édulcorants)
- l'huile, le beurre
- le café, le thé, les tisanes sans sucre

! ATTENTION! Aliments à IG = 0 oui mais... sans mauvaises graisses. Les aliments riches en graisses sont à consommer avec modération. Exemple : 1 seule portion de fromage par jour si vous surveillez votre ligne !

Pour les petites faims entre les repas

Voici quelques exemples de collations pour vous faire plaisir :

- un fruit frais (pomme, fruits rouges…)
- un laitage nature avec du son d'avoine
- du muesli avec dés de fruit et fromage blanc
- du pain + jambon ou fromage
- Wasa + fromage de chèvre + 1 thé vert nature
- une poignée de fruits oléagineux + 1 pomme

Menu 1

- **Petit déjeuner**
  - Bol de lait nature
  - Pain aux céréales grillé/beurre frais
  - Compote de poires sans sucre ajouté
- **Déjeuner**
  - Salade océane à l'avocat et pomelo
  - Poulet cocotte
  - Chou-fleur vapeur persillé
  - Boulgour à la cannelle et au citron vert
- **Dîner**
  - Potage de poireaux
  - Haricots blancs à la tomate
  - Emmental
  - Ananas frais

MA RECETTE DU JOUR

ARACHIDE · ŒUF · SOJA

BOULGOUR À LA CANNELLE ET AU CITRON VERT

POUR 4 PERSONNES
- **PRÉPARATION :** 5 min
- **CUISSON :** 10 min
- **INGRÉDIENTS :** 120 g de boulgour complet

72 cl de lait demi-écrémé
40 g de sirop d'agave
½ c. à café de cannelle
1 citron vert bio

LA RECETTE

Portez le lait avec la cannelle et le zeste de citron vert à ébullition.
Filtrez le lait chaud et reportez sur le feu. Ajoutez le boulgour.
Faites cuire pendant 10 minutes à petits bouillons.
Ajoutez le sirop d'agave après cuisson.
Laissez refroidir avant de placer au frais.

Menu 2

- **Petit déjeuner**
  Thé léger
  Flocons d'avoine sans sucre
  et fromage blanc au sirop d'agave
- **Déjeuner**
  Chou-fleur vinaigrette
  Cabillaud moutarde à l'ancienne
  Riz basmati
  Tome de chèvre, Clémentine
- **Dîner**
  Gratin d'œufs aux épinards
  Kiwi

MA RECETTE DU JOUR

ARACHIDE SOJA

GRATIN D'ŒUFS AUX ÉPINARDS

POUR 4 PERSONNES
• **PRÉPARATION :** 20 min
• **CUISSON :** 20 min + quelques min au grill
• **INGRÉDIENTS :** 600 g d'épinards surgelés hachés
8 œufs
40 g de farine d'épeautre
40 cl de lait demi-écrémé
50 g de gruyère râpé
Sel et poivre du moulin, noix de muscade râpée

LA RECETTE

Faites cuire à feu doux pendant 10 minutes les épinards sans décongélation dans une casserole. Salez et poivrez.
Faites cuire les œufs pendant 10 minutes à partir de la reprise de l'ébullition. Égouttez-les et écalez-les.
Mettez la farine d'épeautre dans une casserole et délayez avec le lait froid progressivement. Faites cuire pendant 5 minutes jusqu'à épaississement. Salez, poivrez, additionnez de noix de muscade râpée et de 40 g de gruyère râpé.
Déposez les épinards dans un plat. Creusez 4 cavités pour y mettre les œufs durs. Nappez de sauce et saupoudrez du gruyère râpé restant et passez quelques minutes au grill.

Menu 3

- **Petit déjeuner**
  Verre de lait
  Pain intégral/beurre frais
  Raisin
- **Déjeuner**
  Endives vinaigrette à l'orange
  Bœuf bourguignon maison
  Tagliatelles fraîches « al dente »
  Yaourt nature
  Poire cuite parfumée au gingembre
- **Dîner**
  Coupe de pomelo
  Salade de haricots verts, thon et dés de comté
  Gâteau aux pommes et aux noix

MA RECETTE DU JOUR

GÂTEAU AUX POMMES ET AUX NOIX

POUR 6 PERSONNES
• **PRÉPARATION :** moins de 20 min
• **CUISSON :** 40 min
• **INGRÉDIENTS :** 3 œufs
80 g de sucre de bouleau
70 g de margarine 100 % végétale à 60 % de matières grasses
115 g de farine complète de petit épeautre
½ sachet de levure chimique
1 pincée de sel fin
2 pommes de 160 g environ
50 g de cerneaux de noix concassés

LA RECETTE

Préchauffez le four à 180 °C (therm. 6).
Dans un saladier, mélangez au fouet les jaunes d'œufs et le sucre de bouleau au fouet.
Versez la margarine fondue au préalable. Ajoutez la farine avec la levure.
Battez les blancs d'œufs en neige bien fermes avec la pincée de sel et ajoutez-les délicatement à la préparation.

Lavez et épluchez les pommes. Coupez-les en dés. Versez-les dans la pâte avec les noix concassées grossièrement.
Versez dans un moule de 24 cm de diamètre à revêtement anti-adhésif puis enfournez pendant 40 minutes. Démoulez froid.

Menu 4

- **Petit déjeuner**
  - Thé au citron
  - Bol de lait/muesli sans sucre/amandes
- **Déjeuner**
  - Salade de pâtes au basilic
  - Jambon blanc dégraissé et découenné
  - Poêlée de légumes
  - Emmental
  - Dés de kiwi au coulis de mangue
- **Dîner**
  - Chou rouge aux lamelles de pommes
  - Œuf dur et quinoa
  - Yaourt nature
  - Poires caramélisées à l'orange

MA RECETTE DU JOUR

ARACHIDE · BLÉ · GLUTEN · LACTOSE · PROTÉINE DE LAIT DE VACHE · ŒUF · SOJA

POIRES CARAMÉLISÉES À L'ORANGE

POUR 4 PERSONNES
- **PRÉPARATION :** 10 min
- **CUISSON :** 45 min

- **INGRÉDIENTS :** 4 belles poires Williams de 160 g environ
1 citron
25 cl de pur jus d'orange
1 gousse de vanille de Madagascar

LA RECETTE

Portez à petites ébullitions 50 cl d'eau, le pur jus d'orange et la gousse de vanille fendue en deux.
Pendant ce temps, lavez, épluchez les poires. Citronnez-les pour éviter qu'elles ne noircissent. Faites-les pocher dans le jus

bouillant pendant 45 minutes environ en les arrosant régulièrement. Retirez la gousse de vanille.
Dressez-les dans des coupelles individuelles avec le jus et placez au réfrigérateur jusqu'au moment de servir.

Menu 5

- **Petit déjeuner**
  - **Bol de lait nature**
  - **Pain aux céréales/beurre frais**
  - **Pomme**
- **Déjeuner**
  - **Effilochée d'endives et pignons de pin**
  - **Filet mignon de porc farci aux pruneaux**
  - **Riz complet**
  - **Yaourt nature**
  - **Ananas frais poêlé à la vanille**
- **Dîner**
  - **Tarte aux poireaux et au merlu**
  - **Coulommiers**
  - **Salade d'oranges à la cannelle**

MA RECETTE DU JOUR

FILET MIGNON DE PORC FARCI AUX PRUNEAUX

POUR 4 PERSONNES
- **PRÉPARATION :** 10 min
- **CUISSON :** 25 min
- **INGRÉDIENTS :** 1 filet mignon de porc de 500 g environ

100 g de pruneaux avec noyaux (7 pruneaux)
20 g de margarine 100 % végétale à 60 % de matières grasses
Sel et poivre du moulin

LA RECETTE

Retirez le gras du filet mignon. Ouvrez-le en deux. Dénoyautez les pruneaux et déposez-les sur la longueur du filet mignon. Ficelez-le.

Dans une sauteuse, faites chauffer la margarine. Faites revenir le filet sur tous les côtés puis versez un fond d'eau. Salez et poivrez. Couvrez et laissez cuire à feu doux pendant 20 minutes. Coupez en tranches et servez chaud.

Menu 6

- **Petit déjeuner**
  - Bol de lait au sirop d'agave
  - Pain grillé/beurre frais
  - Orange pressée
- **Déjeuner**
  - Salade de mâche à l'œuf poché
  - Rôti de dindonneau au four
  - Cocotte de légumes d'automne
  - Fromage blanc et sablés maison
- **Dîner**
  - Potage de légumes frais
  - Salade de quinoa/filets de caille
  - Comté ; Pomme

MA RECETTE DU JOUR

SALADE DE MÂCHE À L'ŒUF POCHÉ

POUR 4 PERSONNES
- **PRÉPARATION :** 20 min
- **CUISSON :** 3 min par œuf
- **INGRÉDIENTS :** 200 g de mâche

2 c. à soupe de pur jus d'orange
4 c. à soupe d'huile de noisette
2 oranges
4 œufs extra-frais
10 g de gros sel
1 dl de vinaigre blanc
Ciboulette
Sel et poivre

LA RECETTE

Lavez la mâche. Préparez une vinaigrette au jus d'orange. Faites pocher vos œufs : cassez votre œuf dans une tasse, versez-le délicatement à la surface de l'eau frémissante non salée (1 litre) mais vinaigrée ; pochez-le 3 minutes à partir de la reprise de l'ébullition. Si le blanc a tendance à s'étaler, enrobez-le avec une écumoire. Au bout des 3 minutes de cuisson, mettez-le dans une casserole de 1 litre d'eau à 40 °C-45 °C et salée pour éliminer le vinaigre, raffermir les œufs et les maintenir au chaud. Procédez ainsi pour les 4 œufs. Mélangez la mâche, les tranches d'orange et la vinaigrette. Dressez en assiettes individuelles, disposez les œufs pochés sur le dessus et parsemez de ciboulette ciselée.

Menu 7

- **Petit déjeuner**
  - Thé nature
  - Pancakes au sirop d'agave
  - Kiwi
- **Déjeuner**
  - Crevettes roses
  - Filets de limande sauce à l'orange
  - Riz basmati
  - Yaourt nature
  - Salade de fruits de saison aux grains de grenade
- **Dîner**
  - Frisée aux lamelles de jambon blanc, pain aux céréales et chèvre chaud
  - Haricots verts vapeur à l'ail et persil
  - Fromage blanc nature

MA RECETTE DU JOUR

PANCAKES AU SIROP D'AGAVE

POUR 5 PANCAKES
- **PRÉPARATION :** 5 min
- **REPOS :** 20 min
- **CUISSON :** 3 min par pancake

100 g de farine complète
1 pincée de sel fin
Poudre de vanille Bourbon
½ sachet de levure chimique
12 cl de lait demi-écrémé
1 œuf
1 c. à soupe de colza
20 g de sirop d'agave

LA RECETTE

Mettez la farine complète, le sel, la poudre de vanille et la levure dans une terrine ; faites un puits au centre.

Versez-y environ la moitié du lait progressivement. Pour rendre la pâte parfaitement lisse, travaillez-la vigoureusement 2 à 3 minutes.

Ajoutez l'œuf entier battu en omelette, l'huile et le reste du lait.

Laissez reposer pendant 20 minutes minimum.

Faites cuire les pancakes sur les deux faces à feu doux dans une poêle à blinis à revêtement antiadhésif. Nappez de sirop d'agave et dégustez aussitôt.

Menu 8

- **Petit déjeuner**
  - **Infusion aux fruits rouges**
  - **Pain grillé/beurre frais**
  - **Yaourt nature au sirop d'agave**
- **Déjeuner**
  - **Mâche aux herbes et dés de comté**
  - **Paupiette de dinde maison**
  - **Poêlée forestière**
  - **Riz complet**
  - **Clémentine**
- **Dîner**
  - **Salade d'automne aux endives (pommes vertes/oranges)**
  - **Quiche au thon**
  - **Compote de pommes sans sucre sur lit de fromage blanc nature à la cannelle**

MA RECETTE DU JOUR

QUICHE AU THON

POUR 4 PETITES QUICHES
- **PRÉPARATION :** 10 min
- **REPOS :** 30 min
- **CUISSON :** 20 min
- **INGRÉDIENTS :** 100 g de farine d'épeautre
  4 cl d'huile d'olive
  2 œufs
  60 g de thon au naturel
  Sel et poivre du moulin

LA RECETTE

Dans une terrine, mélangez la farine, l'huile et 2 cl d'eau. Ajoutez une pincée de sel. Mélangez à la fourchette. Formez une boule et mettez au réfrigérateur pendant 30 minutes.
Préchauffez le four à 180 °C (therm. 6).
Dans un saladier, mettez les œufs entiers battus en omelette, ajoutez le thon émietté. Salez et poivrez.
Coupez la pâte en 4 et aplatissez les morceaux de pâte avec la paume de la main. Fraisez en tartelettes.
Versez la garniture et enfournez pendant 20 minutes.
Servez chaud.

Menu 9

■ **Petit déjeuner**	**Bol de lait cacaoté** **Pain complet toasté/beurre frais** **Yaourt au sirop d'agave**
■ **Déjeuner**	**Duo de carottes et céleri râpé au vinaigre balsamique** **Daurade au four** **Tagliatelles complètes** **Yaourt nature** **Brochette d'ananas au citron vert et sucre de coco**
■ **Dîner**	**Frisée aux zestes d'orange (bio)** **Jambon blanc sur chou cuit** **Comté** **Biscuit de Savoie maison**

MA RECETTE DU JOUR

ARACHIDE BLÉ GLUTEN LACTOSE PROTÉINE DE LAIT DE VACHE ŒUF SOJA

BROCHETTES D'ANANAS AU CITRON VERT ET SUCRE DE COCO

POUR 4 PERSONNES
• **PRÉPARATION :** 10 min
• **CUISSON :** quelques minutes au grill

• **INGRÉDIENTS :** 400 g d'ananas frais en morceaux
½ citron vert
5 g de sucre de coco

LA RECETTE

Préchauffez le four en fonction grill.
Dans un saladier, mettez les morceaux d'ananas frais, ajoutez le zeste d'un demi-citron vert et le sucre de coco. Mélangez.
Placez les morceaux d'ananas sur des pics à brochette. Comptez 10 morceaux environ par brochette (1 brochette par personne).
Posez les brochettes sur un plat creux.
Mettez sous le grill jusqu'à coloration.

Menu 10

- **Petit déjeuner**
  - Lait mixé aux fruits de saison
  - Pain d'épeautre/beurre frais
- **Déjeuner**
  - Salade de lentilles à l'huile de noisette aux œufs mollets
  - Endives braisées
  - Brie
  - Poire
- **Dîner**
  - Crevettes grises
  - Boulgour complet en salade
  - Yaourt nature
  - Papillote de fruits de saison

MA RECETTE DU JOUR

SALADE DE LENTILLES À L'HUILE DE NOISETTE AUX ŒUFS MOLLETS

POUR 4 PERSONNES
• **PRÉPARATION :** 10 min
• **CUISSON :** 35 min
• **INGRÉDIENTS :** 120 g de lentilles vertes du Puy
1 oignon piqué de 1 clou de girofle
1 bouquet garni
2 c. à soupe de vinaigre
2 c. à café de moutarde
4 c. à soupe d'huile de noisette
2 échalotes
4 œufs extra-frais
Persil frais
Sel et poivre du moulin

LA RECETTE

Lavez vos lentilles. Démarrez la cuisson dans 60 cl d'eau froide. À ébullition, ajoutez l'oignon épluché, lavé et piqué d'un clou de girofle, le bouquet garni. Portez à ébullition et faites cuire 30 minutes. Ne salez qu'en fin de cuisson. Égouttez et laissez refroidir.

Préparez la vinaigrette avec les échalotes émincées finement.

Mettez les lentilles dans un saladier et ajoutez la vinaigrette.

Préparez les œufs mollets : plongez les œufs dans une eau bouillante et salée. Comptez 3 minutes de cuisson à partir de la reprise de l'ébullition. Égouttez-les et écalez-les.

Coupez-les en deux et servez sur la salade de lentilles. Décorez avec le persil haché.

Menu 11

- **Petit déjeuner**
  - Thé au citron
  - Pain grillé/beurre frais
  - Fromage blanc au sirop d'agave
- **Déjeuner**
  - Quinoa et boulgour au thon et tomates cerises
  - Yaourt aromatisé
  - Compote de pommes-bananes
- **Dîner**
  - Velouté de céleri au curry
  - Pain de viande au chou vert
  - Emmental
  - Orange et sablés

MA RECETTE DU JOUR

ARACHIDE — LACTOSE — PROTÉINES DE LAIT DE VACHE — ŒUF — SOJA

QUINOA ET BOULGOUR AU THON ET TOMATES CERISES

POUR 4 PERSONNES
- **PRÉPARATION :** 10 min
- **CUISSON :** 12 min
- **INGRÉDIENTS :** 240 g de mélange boulgour et quinoa

20 tomates cerises
200 g de thon au naturel
2 c. à soupe de vinaigre balsamique
4 c. à soupe d'huile de colza
Persil plat frais
Sel et poivre du moulin

LA RECETTE

Faites cuire le mélange de boulgour et de quinoa dans une eau bouillante et salée pendant 12 minutes environ.
Pendant ce temps, lavez les tomates cerises et émiettez le thon à la fourchette. Préparez une vinaigrette.
Mélangez le tout avec le boulgour/quinoa. Décorez avec le persil plat lavé.
Placez au frais jusqu'au moment de servir.

Menu 12

- **Petit déjeuner**
  - Bol de lait froid
  - Brioche
- **Déjeuner**
  - Endives aux dés de bleu
  - Cabillaud aux poireaux
  - Fromage blanc et sablés à la noix de coco
- **Dîner**
  - Cœurs de palmier mimosa
  - Linguine « al dente » aux tomates séchées et au pecorino
  - Kiwi

MA RECETTE DU JOUR

ARACHIDE SOJA

BRIOCHE

POUR UNE BRIOCHE DE 375 G
• **PRÉPARATION :** 5 min
• **REPOS :** 1 heure
• **CUISSON :** 25 min
• **INGRÉDIENTS :** 6 cl d'eau gazeuse tiède
5 g de levure fraîche de boulanger
120 g de farine complète
100 g de beurre frais allégé à 60 % de matières grasses
2 œufs
2,5 g de sel
10 g de sucre de bouleau

LA RECETTE

Mélangez dans un ramequin la levure et l'eau gazeuse tiède.
Mettez tous les ingrédients dans le bol d'un robot mélangeur.
La pâte obtenue doit être souple.
Placez la pâte dans un moule à brioche et faites lever dans un endroit tiède pendant 1 heure.
Préchauffez le four à 180 °C (therm. 6) et enfournez pendant 25 minutes.

Menu 13

- **Petit déjeuner**
  Thé à la bergamote
  Pain aux céréales/emmental
  Pur jus de mangue
- **Déjeuner**
  Poireaux vinaigrette
  Blanc de poulet poêlé
  Risotto complet à l'ananas
  Saint-paulin
  Salade aux trois pommes
- **Dîner**
  Œufs durs farcis au thon (fromage blanc) sur lit de salade de saison
  Poêlée de légumes
  Brownie aux cacahuètes

MA RECETTE DU JOUR

BROWNIES AUX CACAHUÈTES

POUR 16 BROWNIES
- **PRÉPARATION :** 15 min
- **CUISSON :** 20 min
- **INGRÉDIENTS :** 160 g de chocolat noir (garanti sans gluten)
60 g de beurre de cacahuètes
20 g de sucre de coco
4 œufs
10 g de farine de soja
40 g de cacahuètes non salées
1 pincée de sel

LA RECETTE

Préchauffez le four à 150 °C (therm. 5). Faites fondre le chocolat avec 4 cuillères à soupe d'eau et le beurre de cacahuètes. Dans une terrine, mélangez le sucre de coco et les jaunes d'œufs. Ajoutez la farine de soja. Versez la pâte de chocolat puis ajoutez les cacahuètes grossièrement concassées. Battez les blancs en neige bien fermes avec la pincée de sel. Ajoutez-les à la pâte. Remuez délicatement. Versez la préparation dans un moule carré à revêtement antiadhésif. Enfournez pendant 20 minutes. Démoulez froid et découpez en carrés.

Menu 14

- **Petit déjeuner**
  - Thé au lait
  - Pain d'épeautre/sirop d'agave
  - Smoothie kiwi
- **Déjeuner**
  - Coupe d'orange à l'avocat
  - Rôti de veau forestier
  - Brocolis persillés
  - Crêpe au chocolat noir (farine de sarrasin)
- **Dîner**
  - Salade verte à l'échalote
  - Boulette de veau sauce tomate maison
  - Torsettes « al dente »
  - Clafoutis cerise coco

MA RECETTE DU JOUR

CLAFOUTIS CERISE COCO

POUR 4 PERSONNES
- **PRÉPARATION :** 15 min
- **CUISSON :** 35 min
- **INGRÉDIENTS :** 50 g de farine complète

1 œuf
20 cl de lait demi-écrémé
20 g de sucre de bouleau
10 g de noix de coco
100 g de cerises

LA RECETTE

Préchauffez le four à 180 °C (therm. 6).
Lavez et équeutez vos cerises.
Dans une terrine, versez la farine et le sucre de bouleau. Ajoutez l'œuf et mélangez.
Versez progressivement le lait. Ajoutez la noix de coco.
Dans des ramequins individuels, mettez les cerises et versez la pâte dessus.
Enfournez pendant 35 minutes.
Remarque : le clafoutis se sert dans son plat de cuisson.

Menu 15

- **Petit déjeuner**
  - Thé nature
  - Pain grillé/beurre frais
  - Quartiers de clémentines au yaourt
- **Déjeuner**
  - Salade jurassienne
  - Brochette de saumon
  - Riz au curry
  - Petits-suisses nature
  - Compote de mangues au citron
- **Dîner**
  - Tartelettes poireaux tofu
  - Salade verte
  - Papillote de fruits à la badiane

MA RECETTE DU JOUR

ARACHIDE · LACTOSE · PROTÉINE DE LAIT DE VACHE · ŒUF

TARTELETTES POIREAUX TOFU

POUR 4 TARTELETTES
- **PRÉPARATION :** 20 min
- **REPOS :** 30 min
- **CUISSON :** 25 min
- **INGRÉDIENTS :** 100 g de farine blanche

20 g de son d'avoine
40 g de margarine 100 % végétale allégée à 60 % de matières grasses
120 g de poireaux frais émincés
120 g de tofu
Sel et poivre du moulin

LA RECETTE

Dans une terrine, mélangez la farine et le son d'avoine. Incorporez la margarine. Mélangez à la fourchette. Puis ajoutez 2 cl d'eau. Formez une boule et mettez au réfrigérateur pendant 30 minutes.
Faites revenir les poireaux émincés dans une poêle à revêtement antiadhésif. Comptez environ 5 minutes.
Préchauffez le four à 180 °C (therm. 6).
Coupez la pâte en 4 et aplatissez les morceaux de pâte avec la paume de la main. Fraisez en tartelettes.
Dans un saladier, mélangez les poireaux étuvés, le tofu, le sel et le poivre.

Versez le mélange sur les fonds de pâte et enfournez pendant 20 minutes.
Servez chaud.

Menu 16

- **Petit déjeuner**
  - Bol de lait cacaoté
  - Pain aux céréales/beurre frais
  - Cocktail de fruits frais
- **Déjeuner**
  - Salade d'endives persillées
  - Poulet grillé
  - Poêlée de légumes d'automne
  - Yaourt au sirop d'agave
  - Gâteau aux noix et noisettes
- **Dîner**
  - Potage julienne de légumes
  - Lentilles à la dijonnaise
  - Comté
  - Coupe kiwi-pomme

MA RECETTE DU JOUR

GÂTEAU AUX NOIX ET NOISETTES

POUR 4 PERSONNES
- **PRÉPARATION :** 10 min
- **CUISSON :** 45 min
- **INGRÉDIENTS :** 3 œufs

15 cl de boisson aux amandes
60 g de sucre de bouleau
75 g de beurre frais allégé
90 g de farine de sarrasin
90 g de farine complète
½ sachet de levure chimique
50 g de noisettes fraîches concassées
50 g de cerneaux de noix concassés

LA RECETTE

Préchauffez le four à 180 °C (therm. 6).
Dans une terrine, mélangez les œufs, la boisson aux amandes, le sucre de bouleau et le beurre allégé fondu.

Ajoutez les farines et la levure. Mélangez bien. Puis ajoutez les noisettes et noix concassées.
Versez la préparation dans un moule à manqué à revêtement antiadhésif.
Enfournez pendant 45 minutes.

Menu 17

■ Petit déjeuner	**Thé au citron** **Gâteau aux noix et noisettes** **Coupelle de fromage blanc nature**
■ Déjeuner	**Poireaux mimosa persillés** **Pomme au four (peau) sauce crémée** **Yaourt nature** **Salade d'oranges**
■ Dîner	**Frisée au thon, haricots verts, comté et levure de bière** **Flan aux pêches et au tofu soyeux**

MA RECETTE DU JOUR

FLANS AUX PÊCHES ET AU TOFU SOYEUX

POUR 4 PERSONNES
- **PRÉPARATION :** 10 min
- **CUISSON :** 30 min
- **INGRÉDIENTS :** 20 cl de lait demi-écrémé
Poudre de vanille Bourbon
2 œufs
20 g de sucre de bouleau
100 g de tofu soyeux
4 oreillons de pêche

LA RECETTE

Préchauffez le four à 180 °C (therm. 6).
Portez le lait à ébullition avec la poudre de vanille.

Dans une terrine, mixez les œufs, le sucre et le tofu. Ajoutez progressivement le lait chaud. Déposez un oreillon de pêche au fond de chaque ramequin individuel.
Versez l'appareil dessus. Enfournez pendant 30 minutes.

Menu 18

- **Petit déjeuner**
  - Bol de lait et flocons d'avoine sans sucre
  - Orange/citron pressés
- **Déjeuner**
  - Maquereau au naturel
  - Émincé de dinde poêlé
  - Choux de Bruxelles vapeur
  - Quinoa aux mûres
- **Dîner**
  - Carottes râpées aux olives vertes
  - Gratin de macaronis complets au jambon blanc
  - Quartiers de poires au four au sucre de coco

MA RECETTE DU JOUR

ARACHIDE · BLÉ · GLUTEN · ŒUF · SOJA

QUINOA AUX MÛRES

POUR 4 PERSONNES
- **PRÉPARATION :** 5 min
- **CUISSON :** 10 à 15 min
- **INGRÉDIENTS :** 50 cl de lait demi-écrémé

½ gousse de vanille de Madagascar
120 g de quinoa
20 g de sucre de bouleau
60 g de mûres au sirop léger ou mûres fraîches

LA RECETTE

Portez le lait à ébullition avec la demi-gousse de vanille fendue en deux.
Jetez en pluie le quinoa bien rincé au préalable.
Portez sur le feu. Comptez 10 à 15 minutes environ de cuisson.
Ajoutez le sucre de bouleau.

Laissez tiédir avant d'ajouter les mûres égouttées.
Versez dans des ramequins individuels.
Placez au frais avant de servir.

Menu 19

- **Petit déjeuner**
  - Pain grillé/beurre de cacahuètes
  - Yaourt nature
  - Pur jus de raisin
- **Déjeuner**
  - Asperges vinaigrette
  - Crevettes roses sautées au romarin et citron
  - Boulgour complet
  - Comté
  - Mangue
- **Dîner**
  - Tarte aux champignons et mesclun
  - Trifle aux myrtilles

MA RECETTE DU JOUR

TRIFLE AUX MYRTILLES

POUR 4 PERSONNES
• **PRÉPARATION :** 10 min
• **INGRÉDIENTS :** 80 g de muesli bio sans sucre ajouté
40 g de sirop d'agave
400 g de fromage blanc à 3 % de matières grasses
120 g de myrtilles fraîches

LA RECETTE

Dans des coupes transparentes, disposez du muesli au fond.
Nappez de la moitié du sirop d'agave.
Mélangez le fromage blanc avec le reste du sirop d'agave.
Versez sur le muesli et déposez dessus les myrtilles fraîches bien lavées au préalable.
Placez au réfrigérateur jusqu'au moment de servir. Servez bien frais.

Menu 20

- **Petit déjeuner** — Smoothie banane-cacao ; Pain de mie aux graines de lin/beurre frais
- **Déjeuner** — Frisée aux aiguillettes de canard et croûtons (pain grillé) ; Haricots verts vapeur ; Yaourt nature
- **Dîner** — Potage de tomates ; Rigatonis complets aux dés de saumon frais ; Saint-paulin ; Coupe d'agrumes au jus d'orange

MA RECETTE DU JOUR

ARACHIDE — ŒUF — SOJA

PAIN DE MIE AUX GRAINES DE LIN

POUR 1 PAIN DE MIE DE 385 G ENVIRON (10 tranches)
- **PRÉPARATION :** 10 min
- **REPOS :** 1 heure
- **CUISSON :** 35 min
- **INGRÉDIENTS :** 10 g de levure de boulanger

125 g de farine complète
125 g de farine d'épeautre
7 g de sel
10 g de sucre de bouleau
1 c. à soupe de graines de lin broyées
25 g de beurre allégé à 60 % de matières grasses
12,5 cl de lait demi-écrémé

LA RECETTE

Émiettez la levure dans 3 dl d'eau tiède. Tamisez la farine dans un saladier. Faites-y un puits. Ajoutez la levure délayée, le sel, le sucre de bouleau, les graines de lin broyées et le beurre allégé fondu. Ajoutez le lait et pétrissez pendant 5 minutes.

Façonnez une boule, recouvrez d'un torchon propre et placez dans un endroit tiède (environ 40 °C). Laissez lever pendant 1 heure environ.

Préchauffez le four à 180 °C (therm. 6).
Mettez la pâte dans un moule à cake à revêtement antiadhésif.
Enfournez pendant 35 minutes.
Démoulez et laissez refroidir avant de consommer.

Menu 21

- **Petit déjeuner**
  - **Thé vert nature**
  - Petit déjeuner au boulgour complet
- **Déjeuner**
  - **Poireaux vinaigrette au curry**
  - **Noix de veau rôtie aux oignons**
  - **Macaronis « al dente »**
  - **Fromage blanc au coulis de fruits rouges**
- **Dîner**
  - **Salade de saison au comté**
  - **Chou-fleur sauce blanche**
  - **Cookies aux amandes**

MA RECETTE DU JOUR

PETIT DÉJEUNER AU BOULGOUR COMPLET

POUR 1 PERSONNE
• **PRÉPARATION :** 5 min
• **INGRÉDIENTS :** 120 g de boulgour blé complet cuit
100 g de fruits rouges (fraises, myrtilles)
10 g de sirop d'agave
5 à 10 g d'amandes effilées

LA RECETTE

Mélangez tous les ingrédients dans un bol et servez immédiatement. Pour information : 30 g de boulgour cru correspondent à 120 g de boulgour cuit.
Complétez ce petit-déjeuner par un laitage et une boisson chaude type vert nature.

Menu 22

- **Petit déjeuner**
  - Infusion aux fruits rouges
  - Coupe de fromage blanc aux flocons d'avoine et aux abricots secs
- **Déjeuner**
  - Salade de petit épeautre au tofu fumé
  - Roulés de poireaux au jambon blanc
  - Cheddar
  - Mandarine
- **Dîner**
  - Chou rouge vinaigrette
  - Dos de cabillaud aux herbes en papillote
  - Quinoa
  - Yaourt nature
  - Coing au four

MA RECETTE DU JOUR

SALADE DE PETIT ÉPEAUTRE AU TOFU FUMÉ

POUR 4 PERSONNES
• **PRÉPARATION :** 10 min
• **CUISSON :** 35 min
• **INGRÉDIENTS :** 240 g de petit épeautre
2 c. à soupe de vinaigre de cidre
4 c. à soupe d'huile de colza
100 g de tofu fumé
1 pomme verte
Sel et poivre du moulin

LA RECETTE

Rincez le petit épeautre. Mettez-le dans 72 cl d'eau froide et salée. Portez à ébullition et faites cuire 35 minutes environ. Égouttez et laissez refroidir.

Préparez la vinaigrette. Coupez le tofu fumé en petits dés et la pomme en petits bâtonnets. Mettez tous les ingrédients dans un saladier et arrosez de vinaigrette.

Placez au frais jusqu'au moment de servir.

Menu 23

- **Petit déjeuner**
  - Bol de lait cacaoté
  - Pain aux céréales/beurre frais
  - Orange pressée
- **Déjeuner**
  - Frisée aux croûtons aillés et œuf dur
  - Spaghettis complets au pesto rouge
  - Papillote d'ananas au sirop d'agave
- **Dîner**
  - Salade de riz complet persillée
  - Bavette à l'échalote
  - Haricots verts à l'anglaise
  - Bleu
  - Pomme

MA RECETTE DU JOUR

ŒUF SOJA

SPAGHETTIS COMPLETS AU PESTO ROUGE

POUR 4 PERSONNES
- **PRÉPARATION :** 5 min
- **CUISSON :** 10 min
- **INGRÉDIENTS :** 240 g de spaghettis complets

10 g de gros sel
120 g de tomates séchées à l'huile d'olive
4 gousses d'ail frais
20 g de parmesan
20 g de pignons de pin
Basilic frais
Sel et poivre du moulin

LA RECETTE

Portez à ébullition 2,5 litres d'eau avec du gros sel dans un faitout. Mettez les spaghettis et faites cuire environ 8 minutes.
Pendant ce temps, préparez le pesto rouge : mixez les tomates séchées, les gousses d'ail, le parmesan et les pignons de pin. Salez légèrement et poivrez.
Égouttez les pâtes, reversez-les dans le faitout et ajoutez le pesto rouge. Mélangez quelques instants. Servez à l'assiette et décorez avec le basilic frais. Servez bien chaud.

Menu 24

- **Petit déjeuner**
  - Thé nature
  - Toasts pain de mie aux graines de lin/beurre frais
  - Lait et kiwi mixé
- **Déjeuner**
  - Mâche façon Caesar
  - Crumble sarrasin-poire
- **Dîner**
  - ½ pomelo rose
  - Roulé de sole au coulis de crevettes et sa fondue de poireaux
  - Coupe glacée maison

MA RECETTE DU JOUR

LACTOSE SOJA

MÂCHE FAÇON CAESAR

POUR 4 PERSONNES
- **PRÉPARATION :** 20 min
- **CUISSON :** moins de 10 min
- **INGRÉDIENTS :** 2 œufs +1 jaune

80 g de mâche - 2 tomates - 50 g de pain rassis - 150 g d'aiguillettes de poulet cuit
15 g de graines de sésame
5 g de margarine végétale à 60 % de matières grasses
2 c. à s. de vinaigre de vin rouge
4 c. à s. d'huile de colza - 30 g de parmesan - 10 g de pignons de pin - Sel et poivre du moulin

LA RECETTE

Préparez des œufs durs : cuisson 10 minutes à partir de la reprise de l'ébullition. Écalez-les.

Pendant ce temps, mettez la mâche lavée et essorée dans un saladier. Lavez et coupez les tomates en quartiers.

Dans une poêle à revêtement antiadhésif, faites griller des croûtons de pain rassis (sans matière grasse).

Dans un petit saladier, mettez le jaune d'œuf et les aiguillettes de poulet, le sel et le poivre. Ajoutez les graines de sésame et faites cuire dans la margarine pendant 5 minutes environ.

Préparez une vinaigrette et mélangez tous les ingrédients.

Saupoudrez de copeaux de parmesan et de pignons de pin.

Servez immédiatement.

Menu 25

- **Petit déjeuner**
  - Verveine-menthe
  - Pain d'épeautre/sirop d'agave
  - Clémentine
- **Déjeuner**
  - Mesclun vinaigrette balsamique
  - Poulet mariné au curcuma
  - Boulgour complet
  - Soupe de fruits frais au coulis de fruits rouges
- **Dîner**
  - Potage cultivateur
  - Poulet froid et cornichons
  - Yaourt nature
  - Kiwi

MA RECETTE DU JOUR

ARACHIDE BLÉ GLUTEN LACTOSE PROTÉINE DE LAIT DE VACHE ŒUF SOJA

POULET MARINÉ AU CURCUMA

POUR 4 PERSONNES
- **PRÉPARATION :** moins de 5 min
- **REPOS :** 1 heure
- **CUISSON :** 45 min
- **INGRÉDIENTS :** 4 cuisses de poulet de 230/250 g

4 c. à soupe d'huile d'olive
½ c. à café de curcuma
Coriandre fraîche ou ½ c. à café de coriandre séchée
Sel et poivre du moulin

LA RECETTE

Dans un plat creux allant au four, mélangez l'huile d'olive et le curcuma. Ajoutez les cuisses de poulet et retournez-les pour bien les imprégner du mélange.
Lavez et ciselez la coriandre et déposez-les sur les cuisses. Filmez et placez au frais pendant 1 heure.

Préchauffez le four à 210 °C (therm. 7).
Enfournez pendant 45 minutes en arrosant régulièrement de sauce.
Servez chaud.

Menu 26

- **Petit déjeuner**
  - Bol de lait chaud à la Ricoré
  - Pain complet grillé/beurre frais
  - Pur jus de mangue
- **Déjeuner**
  - Frisée aux œufs durs et haricots verts
  - Yaourt nature
  - Tartelettes à la framboise
- **Dîner**
  - Poireaux en salade
  - Jambon blanc dégraissé et découenné
  - Coquillettes « al dente » au beurre frais
  - Emmental
  - Litchis

MA RECETTE DU JOUR

ŒUF SOJA

TARTELETTES À LA FRAMBOISE

POUR 4 TARTELETTES
- **PRÉPARATION :** 15 min
- **CUISSON :** 25 min
- **REPOS :** 30 min
- **INGRÉDIENTS :** 110 g de farine complète

50 g de sucre de bouleau
80 g de beurre demi-sel
200 g de framboises
20 g de poudre d'amande

LA RECETTE

Dans une terrine, mélangez la farine et 30 g sucre de bouleau. Incorporez le beurre demi-sel. Mélangez à la fourchette. Puis ajoutez 30 ml d'eau.
Formez une boule et mettez au réfrigérateur pendant 30 minutes.
Préchauffez le four à 180 °C (therm. 6).
Coupez la pâte en 4 et aplatissez les morceaux de pâte avec la paume de la main. Fraisez en tartelettes.

Écrasez grossièrement les framboises avec la poudre d'amandes puis ajoutez le reste de sucre de bouleau. Versez la préparation dans les tartelettes et enfournez pendant 25 minutes.
Faites refroidir sur grille.

Menu 27

- **Petit déjeuner**
  - Thé léger
  - Bol de lait froid et céréales type muesli
  - Salade de fruits frais
- **Déjeuner**
  - Cœurs de palmier au paprika
  - Truite à la coriandre sur lit de quinoa
  - Chaumes
  - Clémentines
- **Dîner**
  - Potage au cresson
  - Aumônières de chèvre et bacon
  - Émincé de poire fraîche à la cannelle

MA RECETTE DU JOUR

ARACHIDE – BLÉ – GLUTEN – SOJA

AUMÔNIÈRES DE CHÈVRE ET BACON

POUR 4 PERSONNES
- **PRÉPARATION :** 10 min
- **CUISSON :** 2/3 min par crêpe + 10 min au four
- **INGRÉDIENTS :** 80 g de farine de sarrasin

½ c. à café de sel fin
1 œuf
20 cl de lait demi-écrémé
10 g de margarine 100 % végétale allégée à 60 % de matières grasses
120 g de chèvre frais
100 g de bacon en allumettes
Ciboulette fraîche
Poivre du moulin

LA RECETTE

Préparez une pâte à crêpes en mélangeant la farine de sarrasin, le sel, l'œuf. Ajoutez le lait.

Faites chauffer la margarine et versez une louche de pâte. Compter 2 à 3 minutes de cuisson par crêpe.
Préchauffez le four à 180 °C (therm. 6).
Mélangez dans un petit saladier le fromage de chèvre frais, les allumettes de bacon et la ciboulette fraîche ciselée. Mettez la garniture au centre de chaque crêpe. Refermez avec des élastiques de cuisson pour former des aumônières.
Mettez les aumônières dans un plat allant au four et enfournez pendant 10 minutes.
Servez bien chaud.

Menu 28

- **Petit déjeuner**
  Thé et nuage de lait
  Crêpes et sirop d'agave
- **Déjeuner**
  Carottes râpées à l'orange
  Estouffade de bœuf aux olives
  Tagliatelles fraîches « al dente »
  Yaourt nature sucre de coco
  Kiwi
- **Dîner**
  Salade de chou au comté et dés de pommes
  Saumon frais poêlé au vinaigre balsamique
  Étuvée de poireaux
  Cookies moelleux

MA RECETTE DU JOUR

COOKIES MOELLEUX

POUR 20 COOKIES
- **PRÉPARATION :** 10 min
- **CUISSON :** 12 à 15 min
- **INGRÉDIENTS :** 1 œuf

40 g de tofu soyeux
160 g de compote sans sucre ajouté
100 g de farine de soja
½ sachet de levure chimique
80 g de pépites de chocolat noir

LA RECETTE

Préchauffez le four à 180 °C (therm. 6).
Dans un saladier, mélangez l'œuf, le tofu et la compote au fouet.
Ajoutez la farine mélangée à la levure. Puis ajoutez les pépites de chocolat.
Faites des petits tas de pâte avec une cuillère sur une feuille de papier sulfurisé. Espacez bien les tas de pâte (tous les 8 cm environ).
Enfournez pendant 12 à 15 minutes. Dégustez après refroidissement.

Menu 29

- **Petit déjeuner**
  - Bol de lait cacaoté
  - Pain de mie aux graines de lin/beurre frais
  - Pur jus d'ananas
- **Déjeuner**
  - Pizza aux tomates
  - Poulet au thym au four
  - Petits pois à l'étouffée
  - Brie
  - Pomme
- **Dîner**
  - Effilochée d'endives vinaigre de cidre
  - Palets de merlan au piment d'Espelette
  - Riz sauvage
  - Yaourt nature
  - Macédoine de fruits au sirop léger

MA RECETTE DU JOUR

PALETS DE MERLAN AU PIMENT D'ESPELETTE

POUR 4 PERSONNES (12 palets)
• **PRÉPARATION :** 15 min
• **CUISSON :** 2 à 3 min par côté
• **INGRÉDIENTS :** 110 g de filets de merlan
90 g de tofu soyeux
1 œuf
50 g d'échalotes (1 grosse échalote)
40 g de farine intégrale
Persil frais
1 c. à soupe d'huile d'olive
Sel et piment d'Espelette

LA RECETTE

Mixez les filets de merlan avec le tofu, l'œuf, l'échalote, la farine et le persil frais lavé. Salez et ajoutez le piment.
Faites chauffer l'huile dans une poêle et déposez des quenelles de pâte avec une cuillère à soupe. Comptez 2 à 3 minutes par côté.
Servez bien chaud.

Menu 30

- **Petit déjeuner**
  - **Bol de lait avec chicorée**
  - **Pain 5 céréales /beurre frais**
  - **Clémentine**
- **Déjeuner**
  - **Salade de chou chinois**
  - **Brochette de veau aux épices**
  - **Boulgour au curcuma**
  - **Fromage blanc à la compote de pêches**
- **Dîner**
  - **Potage de légumes frais et levure de bière**
  - Rillettes de maquereau
  - **Frisée aux herbes**
  - **Tome des Pyrénées**
  - **Kiwi**

MA RECETTE DU JOUR

ARACHIDE · BLÉ · GLUTEN · ŒUF · SOJA

RILLETTES DE MAQUEREAU

POUR 4 PERSONNES
• **PRÉPARATION :** 10 min
• **INGRÉDIENTS :** 250 g de filets de maquereau au naturel
100 g de fromage blanc à 3 % de matières grasses
2 c. à soupe de lait demi-écrémé
2 échalotes émincées
1 c. à café de moutarde
Ciboulette ciselée
Sel et poivre du moulin

LA RECETTE

Dans un saladier, émiettez les filets de maquereau égouttés.
Ajoutez le fromage blanc, le lait, la moutarde, les échalotes émincées et la ciboulette ciselée.
Salez et poivrez.
Mettez la préparation dans des petits ramequins individuels.
Filmez-les et mettez-les au réfrigérateur.
Servez bien frais avec du pain d'épeautre grillé.

Menu 31

- **Petit déjeuner**
  - **Lait mixé à la banane verte**
  - **Pain intégral/beurre frais**
- **Déjeuner**
  - **Duo de chou rouge et blanc**
  - **Sauté de dindonneau au jus**
  - **Champignons farcis**
  - **Petits-suisses nature**
  - **Cookies aux noisettes**
- **Dîner**
  - **Asperges vinaigrette**
  - **Lasagnes maison**
  - **Emmental**
  - **Salade d'agrumes au sirop d'agave**

MA RECETTE DU JOUR

SALADE D'AGRUMES AU SIROP D'AGAVE

POUR 4 PERSONNES
- **PRÉPARATION :** 10 min
- **REPOS :** 1 heure
- **INGRÉDIENTS :** 1 pomelo rose

2 belles oranges
2 c. à soupe d'eau de fleur d'oranger
20 g de sirop d'agave

LA RECETTE

Épluchez les fruits, retirez les peaux blanches et les pépins éventuels. Coupez-les en dés et mettez-les dans un saladier. Ajoutez le sirop d'agave et l'eau de fleur d'oranger.
Placez au frais jusqu'à la consommation.
Remarque : vous pouvez décorer avec des amandes effilées grillées mais pas pour ceux allergiques à l'arachide.

Menu 32

- **Petit déjeuner**
  - Thé au citron
  - Yaourt au sirop d'agave
  - Cookies aux amandes
- **Déjeuner**
  - Œuf cocotte sur lit de crème au son
  - Pavé de cabillaud à l'ail
  - Riz créole
  - Fromage blanc nature
  - Poire
- **Dîner**
  - Mesclun au brie
  - Endives à l'étouffée
  - Chouquettes sans sucre (faites maison)

MA RECETTE DU JOUR

ARACHIDE SOJA

ŒUF COCOTTE SUR LIT DE CRÈME AU SON

POUR 4 PERSONNES
• **PRÉPARATION :** 5 min
• **CUISSON :** 15à 20 min
• **INGRÉDIENTS :** 4 œufs
10 cl de crème allégée à 15 % de matières grasses
2 c. à café de son d'avoine
½ c. à café rase de paprika
Sel et poivre du moulin

LA RECETTE

Préchauffez le four à 180 °C (therm. 6) avec un bain-marie.
Mélangez la crème, le son et le paprika. Salez et poivrez.

Déposez la préparation au fond de ramequins individuels.
Cassez un œuf dans chaque ramequin et enfournez pendant 15 à 20 minutes.
Dégustez chaud.

Menu 33

- **Petit déjeuner**
  - Bol de lait cacaoté
  - Pain bis grillé/beurre frais
  - Pur jus multifruit
- **Déjeuner**
  - Salade de fèves au bacon
  - Côte de veau poêlée
  - Salsifis persillés
  - Pavé d'Affinois
  - Mangue
- **Dîner**
  - ½ pomelo rose
  - Filets de maquereau au naturel
  - Quinoa tiède à l'échalote
  - Yaourt nature
  - Ananas au sirop léger

MA RECETTE DU JOUR

SALADE DE FÈVES AU BACON

POUR 4 PERSONNES
- **PRÉPARATION :** 25 min
- **CUISSON :** 5 à 10 min
- **INGRÉDIENTS :** 500 g de fèves fraîches

2 c. à s. de vinaigre balsamique
4 c. à s. d'huile d'olive
2 tomates
150 g de bacon en tranches
Fleur de sel - Poivre du moulin

LA RECETTE

Plongez les fèves épluchées dans de l'eau bouillante et salée pendant 5 minutes. Incisez-les, retirez les peaux et laissez-les refroidir.
Pendant ce temps, préparez la vinaigrette. Mélangez les fèves, les tomates lavées et coupées en quartiers.

Dressez dans des assiettes individuelles et arrosez de vinaigrette. Faites griller les tranches de bacon dans une poêle à revêtement antiadhésif et servez aussitôt sur la salade.
Remarque : vérifiez-bien la composition du bacon car celui-ci peut contenir des traces d'œuf, de lait ou encore d'arachide.

Menu 34

Petit déjeuner	**Tilleul** **Bol de lait et céréales complètes** **Poignée d'amandes fraîches**
Déjeuner	**Mesclun au pecorino et croûtons** **Noix de Saint-Jacques sur lit de petits légumes** **Fondue de fruits frais au chocolat noir**
Dîner	**Velouté hivernal** **Spaghettis « al dente » au coulis de tomates** **Fromage blanc et dés de kiwis**

MA RECETTE DU JOUR

NOIX DE SAINT-JACQUES SUR LIT DE PETITS LÉGUMES

POUR 4 PERSONNES
• **PRÉPARATION :** 15 à 20 min
• **CUISSON :** 20 min
• **INGRÉDIENTS :** 1 kg de légumes (poireau, carotte, navet, céleri)
16-20 noix de Saint-Jacques fraîches avec corail (origine France)
2 c. à soupe de vinaigre balsamique
3 c. à soupe d'huile d'olive
Persil frais
Sel et poivre du moulin

LA RECETTE

Épluchez et lavez tous les légumes. Découpez-les en fines lanières. Mettez à chauffer 2 cuillères à soupe d'huile d'olive dans une grande poêle et faites-y revenir vos légumes pendant 10 à

15 minutes à feu vif en remuant souvent (ils doivent rester croquants). Salez et poivrez.
Faites préparer les noix de Saint-Jacques par le poissonnier. Passez-les sous l'eau et épongez-les bien sur du papier absorbant. Salez et poivrez.
Faites-les dorer dans 1 cuillère à soupe d'huile d'olive bien chaude. Comptez 5 minutes (pas plus car sinon elles risquent d'être caoutchouteuses) en les retournant à mi-cuisson. Réservez au chaud. Déglacez votre poêle avec le vinaigre balsamique, qui servira par la suite à napper vos coquilles.
Servez bien chaud sur le lit de petits légumes.

Menu 35

- **Petit déjeuner**
  - **Bol de lait cacaoté**
  - **Pain grillé/beurre frais**
  - **Pruneaux**
- **Déjeuner**
  - **Chou blanc au vinaigre de cidre**
  - **Galettes de pois chiches au roquefort**
  - **Yaourt nature**
  - **Rosace de pomme cuite à la cannelle**
- **Dîner**
  - **Tarte aux poireaux et jambon**
  - **Fromage blanc au sirop d'agave**
  - **Carpaccio d'oranges**

MA RECETTE DU JOUR

GALETTES DE POIS CHICHES AU ROQUEFORT

POUR 4 PERSONNES (16 galettes)
- **PRÉPARATION :** 10 min
- **REPOS :** 30 min
- **CUISSON :** 4 à 5 min par galette
- **INGRÉDIENTS :** 275 g de pois chiches en conserve au naturel
  60 g de roquefort
  1 œuf
  Poivre du moulin

LA RECETTE

Égouttez et rincez les pois chiches. Mettez-les dans un saladier avec le roquefort. Écrasez le tout avec une fourchette. Poivrez. Ajoutez l'œuf battu en omelette. Versez la préparation dans 8 moules à muffins ronds ou dans des petits cercles en Inox. Placez au frais pendant 20 minutes.

Faites cuire les galettes dans une poêle à revêtement anti-adhésif. Comptez 4 à 5 minutes par galette. Servez bien chaud.

Menu 36

- **Petit déjeuner**
  - **Thé au lait**
  - **Pain d'épeautre/purée de noisettes sans sucre ajouté**
  - **Compote de pommes sans sucre ajouté**
- **Déjeuner**
  - **Frisée à l'échalote**
  - **Tajine aux pruneaux et aux amandes**
  - **Yaourt nature**
  - **Madeleines aux zestes d'orange**
- **Dîner**
  - **Salade de pommes vertes/comté/croûtons**
  - **Tagliatelles de courgettes aux dés de merlan**
  - **Petit-suisse nature et sablé (sans œuf)**

MA RECETTE DU JOUR

TAJINE AUX PRUNEAUX ET AUX AMANDES

POUR 4 PERSONNES

- **PRÉPARATION :** 5 à 10 min
- **CUISSON :** 30 min
- **INGRÉDIENTS :** 4 blancs de poulet de 120 g

4 c. à s. d'huile d'olive - 1 oignon

1 c. à c. de cumin - 1 c. à c. de curcuma - Coriandre fraîche

1 c. à s. de sirop d'agave - 130 g de pruneaux non dénoyautés

30 g d'amandes à émonder

Sel et poivre du moulin

LA RECETTE

Découpez les filets de poulet en cubes.
Faites chauffer l'huile d'olive dans un faitout et faites revenir les morceaux de poulet. Ils doivent être bien dorés.
Ajoutez l'oignon haché, le cumin, le curcuma, la coriandre lavée et ciselée et le sirop d'agave.
Ajoutez les pruneaux. Salez et poivrez. Versez 20 cl d'eau.
Faites cuire à l'étouffée pendant 30 minutes.
Portez une casserole d'eau à ébullition. Plongez-y les amandes pendant 2 minutes. Les peaux se retirent alors facilement.
Ajoutez-les au tajine.
Servez bien chaud.

Menu 37

- **Petit déjeuner**
  - Bol de lait à la chicorée
  - Pain complet grillé/beurre frais
  - Pur jus de raisin
- **Déjeuner**
  - Taboulé au boulgour
  - Cuisse de poulet grillée
  - Ratatouille niçoise
  - Yaourt au sirop d'agave
  - Kiwi
- **Dîner**
  - Chou rouge vinaigrette
  - Bouchées de veau vapeur
  - Riz complet
  - Saint-paulin
  - Poire au four

MA RECETTE DU JOUR

ARACHIDE LACTOSE PROTÉINE DE LAIT DE VACHE ŒUF SOJA

TABOULÉ AU BOULGOUR

POUR 6 PERSONNES
• **PRÉPARATION :** 20 min
• **CUISSON :** 5 min
• **INGRÉDIENTS :** 250 g de boulgour blé complet
3 tomates
1/3 de concombre
1/2 poivron vert
1 douzaine de feuilles de menthe verte
100 g de pois chiches égouttés
4 c. à soupe d'huile de colza
Sel et poivre du moulin

LA RECETTE

Portez 50 cl d'eau à ébullition. Puis versez le boulgour. Laissez cuire à petit feu pendant 5 minutes. Quand l'eau est complètement absorbée, retirez du feu, couvrez avec un couvercle et laissez gonfler.
Pendant ce temps, pelez et épépinez les tomates. Pelez le concombre. Lavez et épépinez le poivron vert. Détaillez le tout en petits dés. Ciselez les feuilles de menthe.
Mélangez le tout avec le boulgour et les pois chiches. Ajoutez l'huile, salez, poivrez.
Placez au frais jusqu'au moment de servir.

Menu 38

- **Petit déjeuner**
  - Bol de lait chaud
  - Pain aux céréales/beurre frais
  - Orange pressée
- **Déjeuner**
  - Salade d'endives persillée et levure de bière
  - Lieu au citron
  - Quinoa
  - Yaourt nature au sucre de coco
  - Ananas au grill
- **Dîner**
  - Potage de pois cassés
  - Flan de chou-fleur à l'emmental
  - Clémentine

MA RECETTE DU JOUR

POTAGE DE POIS CASSÉS

POUR 2 PERSONNES
- **PRÉPARATION :** 5 min
- **CUISSON :** 1 heure
- **INGRÉDIENTS :** 200 g de pois cassés

2 petits oignons
2 gousses d'ail
1 tablette de bouillon de volaille bio
Sel et poivre du moulin

LA RECETTE

Mettez les pois cassés dans 2 litres d'eau. Ajoutez les oignons entiers, les gousses d'ail et la tablette de bouillon de volaille. Portez doucement à ébullition pendant 1 heure environ.
Mixez le tout. Salez et poivrez au besoin.
Servez chaud.

Menu 39

- **Petit déjeuner**
  - Bol de lait chocolaté
  - Pain de mie aux graines de lin grillé/ beurre frais
  - Cocktail de fruits frais
- **Déjeuner**
  - Avocat aux crevettes
  - Cari de porc
  - Haricots sabre vapeur/ Riz complet
  - Fromage blanc aux dés de fruits frais
- **Dîner**
  - Mesclun et raclette (petite quantité)
  - Compote de poires à la cannelle

MA RECETTE DU JOUR

ARACHIDE · BLÉ · GLUTEN · LACTOSE · PROTÉINE DE LAIT DE VACHE · ŒUF · SOJA

CARI DE PORC

POUR 4 PERSONNES
- **PRÉPARATION :** 5 min
- **CUISSON :** 45 min
- **INGRÉDIENTS :** 650 g de filet mignon de porc

1 c. à soupe d'huile d'olive
4 tomates
1 oignon
1 c. à café de curcuma
1 gousse d'ail
Sel et poivre du moulin

LA RECETTE

Découpez le filet mignon en morceaux.
Faites chauffer l'huile d'olive dans un faitout et revenir les morceaux de porc. Ils doivent être bien dorés.
Ajoutez l'oignon émincé finement puis les tomates lavées et coupées en quartiers.
Saupoudrez de curcuma et ajoutez la gousse d'ail hachée. Salez et poivrez.
Faites cuire à l'étouffée pendant 45 minutes.
Servez bien chaud avec du riz complet.

Menu 40

- **Petit déjeuner**
  - **Bol de lait cacaoté**
  - **Pain bis grillé/beurre frais**
  - **Abricots secs**
- **Déjeuner**
  - **Duo de pomelo et d'orange**
  - **Filets de sabre sauce aux câpres**
  - **Riz complet**
  - **Fromage blanc nature**
- **Dîner**
  - Petits cakes à la féta et au curcuma
  - **Jambon blanc (dégraissé et découenné)**
  - **Poireaux citronnette**
  - **Pomme**

MA RECETTE DU JOUR

PETITS CAKES À LA FÉTA ET AU CURCUMA

POUR 6 PETITS CAKES DE 40 G
- **PRÉPARATION :** 10 min
- **CUISSON :** 15 min
- **INGRÉDIENTS :** 40 g de farine complète

30 g de farine soja
½ sachet de levure chimique
4 cl d'huile de colza
2 œufs
2 c. à café de curcuma
60 g de dés de féta
Sel et poivre du moulin

LA RECETTE

Préchauffez le four à 180 °C (therm. 6).
Dans une terrine, mélangez les farines, la levure chimique, le sel et le poivre.
Ajoutez l'huile, les œufs, le curcuma puis les dés de féta.
Versez la pâte dans des moules à muffins à revêtement anti-adhésif et enfournez pendant 15 minutes.
Laissez refroidir avant de démouler.

Menu 41

- **Petit déjeuner**
  - **Lait mixé à la banane verte**
  - **Pain aux céréales grillé/beurre frais**
  - **Kiwi**
- **Déjeuner**
  - **Assiette de crudités**
  - **Poulet à la diable**
  - **Haricots verts à l'étouffée**
  - **Petites crèmes caramélisées au sirop d'agave et sablé**
- **Dîner**
  - **Potage julienne**
  - **Spaghettis à la bolognaise maison**
  - **Emmental**
  - **Clémentine**

MA RECETTE DU JOUR

PETITES CRÈMES CARAMÉLISÉES AU SIROP D'AGAVE

POUR 4 PERSONNES

- **PRÉPARATION :** 10 min
- **CUISSON :** 30 min
- **INGRÉDIENTS :** 40 cl de lait demi-écrémé
  Fève tonka
  80 g de sirop d'agave
  2 œufs

LA RECETTE

Préchauffez le four à 180 °C (therm. 6) avec un bain-marie.
Portez le lait à ébullition avec quelques râpes de fève tonka.
Chauffez 40 g de sirop d'agave dans une casserole jusqu'à caramélisation. Puis versez dans des ramequins individuels de 13 cl.
Dans un saladier, battez les œufs entiers avec le restant du sirop d'agave. Versez le lait chaud. Mélangez et versez délicatement dans les ramequins.
Enfournez pendant 30 minutes dans le bain-marie.
Laissez refroidir avant de démouler.

Menu 42

- **Petit déjeuner**
  Bol de lait aux céréales complètes sans sucre ajouté
  Orange pressée
- **Déjeuner**
  Betteraves vinaigrette au cidre
  Gratin d'œufs durs et macaronis « al dente »
  Brie
  Brochette de fruits frais au chocolat noir

■ **Dîner**

Salade de cresson aux herbes
Filets de rouget et salade de fenouil à l'anis
Yaourt nature
Gâteau au chocolat maison

MA RECETTE DU JOUR

ARACHIDE — BŒUF — GLUTEN — LACTOSE — PROTÉINE DE LAIT DE VACHE — ŒUF — SOJA

FILETS DE ROUGET ET SALADE DE FENOUIL À L'ANIS

POUR 4 PERSONNES
• **PRÉPARATION :** 15 A 20 min
• **CUISSON :** 10 min
• **INGRÉDIENTS :** 600 g de filets de rouget
1 bulbe de fenouil
4 c. à soupe d'huile d'olive + 1 c. à café
2 c. à soupe de jus de citron
2 c. à café de grains d'anis vert
Persil frais
Sel et poivre du moulin

LA RECETTE

Préchauffez le four à 210 °C (therm. 7).
Enduisez une feuille de papier sulfurisée de 1 cuillère à café d'huile et déposez les filets de rouget. Salez, poivrez. Enfournez pendant 10 minutes.
Pendant ce temps, préparez une vinaigrette au citron. Épluchez et lavez votre bulbe de fenouil, coupez-le en lamelles et ajoutez la vinaigrette et du persil haché. Assaisonnez bien le tout.
Disposez la salade de fenouil dans des assiettes individuelles et déposez dessus les filets de rouget.
Saupoudrez de persil haché et servez aussitôt.

Menu 43

- **Petit déjeuner**
  - Thé nature
  - Sablés sans œuf
  - Yaourt nature sans sucre
- **Déjeuner**
  - Crevettes grises au beurre frais
  - Sauté de veau au jus
  - Fonds d'artichaut et tomates au gratin
  - Fromage des Pyrénées et salade verte
- **Dîner**
  - Boulettes de pois chiche sur lit de pousses d'épinards vinaigrette à l'orange
  - Duo de fromage blanc et compote de pêches

MA RECETTE DU JOUR

BOULETTES DE POIS CHICHE sur lit de pousses d'épinards vinaigrette à l'orange

POUR 6 BOULETTES (2 personnes)
- **PRÉPARATION :** moins de 10 min
- **CUISSON :** moins de 5 min
- **INGRÉDIENTS :** 100 g de pois chiches égouttés

80 g de pousses d'épinards frais
1 échalote - 1 gousse d'ail frais
3 feuilles de menthe fraîche
½ c. à café de cumin en poudre
1 pointe de couteau de piment d'Espelette
1 c. à soupe d'orange pressée
3 c. à soupe d'huile d'olive
Sel et poivre du moulin

LA RECETTE

Mixez les pois chiches, l'échalote, la gousse d'ail, les feuilles de menthe lavées au préalable, le cumin, le sel et le piment d'Espelette. Façonnez des boulettes à la main de la grosseur d'une noix. Faites-les revenir dans 1 cuillère à soupe l'huile d'olive bien chaude. Comptez 2 à 3 minutes de cuisson en retournant très régulièrement.

Épongez et servez aussitôt sur un lit de pousses d'épinards frais arrosés de vinaigrette à l'orange (le jus d'orange pressée, sel, poivre et les 2 cuillères à soupe d'huile d'olive restantes).

Menu 44

- **Petit déjeuner**
  - Bol de lait cacaoté
  - Pain aux céréales grillé/beurre frais
  - Clémentine
- **Déjeuner**
  - Cœurs de palmier vinaigrette
  - Carrelet au four
  - Riz complet aux champignons
  - Cheesecake aux fruits de la Passion
- **Dîner**
  - Tarte aux épinards sur lit de frisée
  - Yaourt nature
  - Kiwi

MA RECETTE DU JOUR

CHEESECAKE AUX FRUITS DE LA PASSION

POUR 4 PERSONNES
- **PRÉPARATION :** 15 min
- **CUISSON :** 40 min
- **INGRÉDIENTS :** 80 g de muesli sans sucre ajouté bio
60 g de beurre de cacahuète
360 g de fromage blanc à 3 % de matières grasses
20 g de sucre de bouleau
2 œufs
2 fruits de la Passion

LA RECETTE

Préchauffez le four à 160 °C (therm. 5).
Dans un saladier, mettez le muesli mixé, versez dessus le beurre de cacahuète fondu et ajoutez 4 cuillères à soupe d'eau. Mélangez.

Mettez la préparation dans 4 cercles Inox de 8 cm de diamètre (Placez-les sur une plaque à pâtisserie recouverte d'une feuille de papier sulfurisé).
Dans un saladier, mélangez le fromage blanc, le sucre de bouleau, les œufs battus en omelette et la pulpe des fruits de la Passion.
Versez la préparation au fromage blanc dans les cercles en Inox et enfournez pendant 40 minutes.
Laissez refroidir avant de placer au réfrigérateur pendant 1 heure au minimum. Démoulez avant de servir.

Menu 45

Petit déjeuner
- Bol de lait nature
- Pain complet grillé/beurre frais
- Salade de fruits frais d'hiver

Déjeuner
- Duo de chou vinaigrette au cumin
- Paupiette maison
- Endives glacées à l'orange
- Yaourt nature
- Gâteau au chocolat

Dîner
- Potage de champignons
- Rigatonis « al dente » au thon
- Fromage blanc au coulis de fraises

MA RECETTE DU JOUR

GÂTEAU AU CHOCOLAT

POUR 8 PERSONNES
- **PRÉPARATION :** 15 min
- **CUISSON :** 30 min
- **INGRÉDIENTS :** 70 g de chocolat noir à 54 % de cacao (sans lécithine de soja)

30 g de cacao en poudre non sucré
40 g de sucre de bouleau
2 œufs + 2 blancs
25 g de farine de soja
45 g de poudre d'amande
1 pincée de sel fin

LA RECETTE

Préchauffez le four à 170 °C (therm. 5/6).
Faites fondre au bain-marie le chocolat noir, le cacao, le sucre de bouleau et 10 cl d'eau.
Ajoutez 2 jaunes d'œufs dans le chocolat fondu puis la farine de soja et la poudre d'amandes. Mélangez bien le tout.
Battez les 4 blancs en neige avec la pincée de sel et ajoutez-les délicatement à la préparation.
Versez la pâte dans un moule à manqué garni d'un papier sulfurisé et enfournez pendant 25 minutes.

Menu 46

- **Petit déjeuner**
  - Lait nature
  - Marbré au chocolat maison
- **Déjeuner**
  - Hamburgers maison
  - Salade de pommes et kiwis
- **Dîner**
  - Mâche au vinaigre balsamique
  - Mousse de chou-fleur (sans œuf)
  - Yaourt nature
  - Papillote de fruits au sucre de coco

MA RECETTE DU JOUR

LACTOSE – ŒUF

HAMBURGERS MAISON

POUR 2 HAMBURGERS
- **PRÉPARATION :** 5 min
- **REPOS :** 1 heure
- **CUISSON :** 10 min
- **INGRÉDIENTS :** 70 g de farine complète - 25 g de tofu soyeux
¼ de sachet de levure chimique
2 feuilles de salade
1 tomate
2 steaks hachés à 5 % de matières grasses
Graines de sésame - 1 c. à c.. de moutarde - Sel et poivre

LA RECETTE

Mélangez dans un saladier la farine, le tofu, la levure chimique et une pincée de sel. Formez une boule.
Placez la pâte au frais pendant 1 heure.
Préchauffez le four à 180 °C (therm. 6).
Pendant ce temps, lavez les feuilles de salade, la tomate et coupez-la en rondelles. Faites cuire les steaks hachés.
Coupez la pâte en deux. Formez 2 boules que vous déposerez sur une plaque à pâtisserie. Saupoudrez de graines de sésame.
Enfournez les pains pendant 10 minutes.
Coupez les pains en deux, nappez de moutarde sur une des 2 parties, déposez les steaks hachés cuits, les rondelles de tomates et les feuilles de salade. Recouvrez des chapeaux.
Servez immédiatement.

Menu 47

■ **Petit déjeuner**	**Thé aux fruits rouges** **Yaourt nature et muesli** **Figues sèches**
■ **Déjeuner**	**Salade de pois chiches** **Filets de poulet farci aux légumes** **Comté** **Orange**
■ **Dîner**	**Concombre vinaigrette** **Spaghettis « al dente » à l'émietté de sardines** **Pêche au sirop léger sur lit de fromage blanc**

MA RECETTE DU JOUR

FILETS DE POULET FARCI AUX LÉGUMES

POUR 4 PERSONNES
- **PRÉPARATION :** 5 min
- **CUISSON :** 25 min
- **INGRÉDIENTS :** 4 filets de poulet de 130 g

120 g de julienne de légumes surgelés nature
20 g de margarine 100 % végétale allégée à 60 % de matières grasses
Sel et poivre du moulin

LA RECETTE

Sur un plan de travail propre, déposez les filets de poulet et ouvrez-les en deux. Salez et poivrez.
Mettez la julienne de légumes (décongelée au préalable). Refermez délicatement. Ficelez les filets de poulet avec de la ficelle alimentaire.
Faites chauffer la margarine dans une poêle et cuire les filets de poulet à feu vif pendant 5 minutes puis à feu doux. Comptez 15 à 20 minutes de cuisson en tout en les retournant à mi-cuisson.
Servez bien chaud.

Menu 48

- **Petit déjeuner**
  - **Bol de lait cacaoté**
  - **Pain complet/beurre frais**
  - **Orange pressée**
- **Déjeuner**
  - **Salade d'hiver à l'huile de noix**
  - **Rôti de cabillaud au four**
  - **Riz semi-complet**
  - **Compote de pommes aux grains de vanille**
- **Dîner**
  - **Chou rouge et blanc en vinaigrette**
  - **Haricots verts vapeur persillés**
  - **Yaourt nature**
  - **Petits moelleux aux noisettes**

MA RECETTE DU JOUR

PETITS MOELLEUX AUX NOISETTES

POUR 4 BISCUITS DE 20/25 G
- **PRÉPARATION :** moins de 5 min
- **CUISSON :** 10 min

- **INGRÉDIENTS :** 1 œuf
50 g de noisettes entières
10 g de sirop d'agave

LA RECETTE

Préchauffez le four à 180 °C (therm. 6).
Dans un saladier, mélangez l'œuf battu en omelette, les noisettes réduites en poudre et le sirop d'agave.
Versez dans des petits moules rectangulaires à revêtement antiadhésif de 6 × 4 cm (hauteur 1,5 cm) ; enfournez pendant 10 minutes.

Remarque : à consommer le jour même.

Menu 49

- **Petit déjeuner**
  - Bol de lait chaud
  - Sablés à la farine intégrale
  - Pur jus de raisin
- **Déjeuner**
  - Tarte au brie
  - Tranche de jambon blanc (dégraissé et découenné)
  - Endives vapeur
  - Salade de fruits frais à la levure de bière
- **Dîner**
  - Salade de haricots rouges à la féta
  - Croquettes de cabillaud aux épices
  - Pomme

MA RECETTE DU JOUR

ARACHIDE · LAIT · GLUTEN · ŒUF · SOJA

SALADE DE HARICOTS ROUGES À LA FÉTA

POUR 4 PERSONNES
• **PRÉPARATION :** 5 min
• **INGRÉDIENTS :** 250 g de riz basmati cuit
200 g de haricots rouges
60 g de féta nature
2 c. à soupe de vinaigre balsamique blanc
4 c. à soupe d'huile
Persil frais haché
Sel et poivre du moulin

LA RECETTE

Dans un saladier, mettez le riz basmati cuit et les haricots rouges.
Découpez la féta en cubes et ajoutez-les à la salade.
Préparez une vinaigrette en mélangeant le vinaigre, le sel, le poivre et l'huile.
Décorez avec du persil frais haché.

Remarque : vous pouvez remplacer la féta nature par du tofu fumé.

Menu 50

- **Petit déjeuner**
  - Thé au citron
  - Brioche maison
  - Smoothie de fruits frais et lait
- **Déjeuner**
  - Frisée aux œufs durs
  - Coudes rayés au pesto
  - Fromage blanc à la cannelle
  - Compote de pêches
- **Dîner**
  - Paupiette de chou farci maison
  - Gouda
  - Pudding de muesli

MA RECETTE DU JOUR

PUDDING DE MUESLI

POUR 2 PERSONNES
- **PRÉPARATION :** 5 min
- **CUISSON :** 25 min
- **INGRÉDIENTS :** 50 g de muesli bio

15 g de sucre de bouleau
2 œufs
12 cl de lait demi-écrémé

LA RECETTE

Préchauffez le four à 150 °C (therm. 5).
Dans une terrine, mélangez le muesli et le sucre de bouleau.
Incorporez les œufs battus en omelette. Mélangez à la fourchette. Puis ajoutez le lait.
Versez la préparation dans un plat en verre rectangulaire.
Enfournez pendant 25 minutes. Laissez refroidir.

Menu 51

- **Petit déjeuner**
  - Bol de lait chocolaté
  - Pain complet grillé/beurre frais
  - Orange pressée
- **Déjeuner**
  - Mesclun au roquefort
  - Escalope de dinde forestière
  - Riz sauvage
  - Compote de mangues fraîches
- **Dîner**
  - Salade de jeunes pousses
  - Yaourt aux flocons d'avoine
  - Banane verte

MA RECETTE DU JOUR

SALADE DE JEUNES POUSSES

POUR 4 PERSONNES
• **PRÉPARATION :** 20 min
• **INGRÉDIENTS :** 160 g de jeunes pousses
150 g de blanc de poulet cuit
40 g de mimolette
40 g de comté
2 c. à soupe de vinaigre balsamique
4 c. à soupe d'huile d'olive
1 gousse d'ail
8 tomates séchées
Ciboulette ciselée
Sel et poivre du moulin

LA RECETTE

Lavez et essorez les jeunes pousses.
Coupez le blanc de poulet et les fromages en dés.
Préparez une vinaigrette au balsamique et à l'ail pressé.
Mélangez tous les ingrédients sauf la ciboulette.
Dressez dans des assiettes individuelles. Saupoudrez de ciboulette ciselée.

Menu 52

- **Petit déjeuner**
  - Thé au citron
  - Toasts de pain aux céréales /beurre frais
  - Fromage blanc aux pruneaux
- **Déjeuner**
  - Betteraves et épinards frais en salade
  - Veau marengo et tagliatelles « al dente »
  - Emmental
  - Pomme verte
- **Dîner**
  - ½ pomelo rose
  - Jambon blanc au torchon
  - Haricots verts vapeur
  - Yaourt nature
  - Tartelettes poire chocolat

MA RECETTE DU JOUR

TARTELETTES POIRE CHOCOLAT

POUR 4 TARTELETTES
- **PRÉPARATION :** 20 min
- **REPOS :** 30 min
- **CUISSON :** 20 min
- **INGRÉDIENTS :** 110 g de farine complète

30 g de sucre de bouleau
80 g de beurre demi-sel
1 poire
80 g de chocolat noir à 54 % de cacao (sans lécithine de soja)
6 dl de crème liquide à 12 % de matières grasses

LA RECETTE

Dans une terrine, mélangez la farine et le sucre de bouleau. Incorporez le beurre demi-sel. Mélangez à la fourchette. Puis ajoutez 30 ml d'eau.

Formez une boule et mettez au réfrigérateur pendant 30 minutes.

Préchauffez le four à 180 °C (therm. 6).

Coupez la pâte en quatre et aplatissez les morceaux de pâte avec la paume de la main. Froncez 4 moules à tartelette et piquez le fond avec les dents d'une fourchette.

Enfournez à blanc pendant 20 minutes.

Lavez et épluchez la poire. Détaillez en dés. Faites fondre le chocolat et la crème au bain-marie.

Mettez les dés sur les fonds de tarte refroidis puis versez le coulis chocolat dessus.

Laissez refroidir.

Menu 53

- **Petit déjeuner**
  - Verre de lait à la chicorée
  - Pain grillé/beurre frais
  - Yaourt au sirop d'agave
- **Déjeuner**
  - Tombée de pois gourmands
  - Bœuf aux tomates
  - Fromage blanc nature et biscuit sec
- **Dîner**
  - Potage de légumes de saison
  - Spaghettis au thon persillade
  - Chaumes
  - Mangue

MA RECETTE DU JOUR

TOMBÉE DE POIS GOURMANDS

POUR 4 PERSONNES
- **PRÉPARATION :** 10 min
- **CUISSON :** 5 à 10 min
- **INGRÉDIENTS :** 600 g de pois gourmands frais

2 c. à soupe de vinaigre de vin
4 c. à soupe d'huile de noix
2 tomates
20 g de pignons de pin
Persil frais
Sel et poivre du moulin

LA RECETTE

Rincez les pois gourmands. Faites-les cuire dans une eau bouillante et salée pendant 5 minutes.

Pendant ce temps, préparez la vinaigrette. Lavez et coupez les tomates en quartiers.

Égouttez les pois gourmands et laisser-les tiédir avant de les arroser de vinaigrette et d'y ajouter les tomates et pignons de pin.

Saupoudrez de persil frais haché avant de servir encore tiède.

Menu 54

- **Petit déjeuner**
  - Thé à l'orange
  - Yaourt nature et céréales avec fibres
  - Pur jus de pomme
- **Déjeuner**
  - Boulgour façon crumble à l'italienne
  - Côte de veau à la moutarde
  - Haricots verts persillés
  - Fromage blanc nature
- **Dîner**
  - Mesclun et toasts aux graines de lin au crottin de Chavignol
  - Coupelle d'abricots au sirop léger

MA RECETTE DU JOUR

ARACHIDE · LACTOSE · PROTÉINE DE LAIT DE VACHE · ŒUF · SOJA

BOULGOUR FAÇON CRUMBLE À L'ITALIENNE

POUR 4 PERSONNES
• **PRÉPARATION :** 15 min
• **INGRÉDIENTS :** 4 tomates
4 pincées de fleur de sel
4 petites gousses d'ail
2 c. à café de vinaigre balsamique
4 c. à café d'huile d'olive
240 g de boulgour blé complet cuit et refroidi
Persil frais
Sel et poivre du moulin

LA RECETTE

Lavez, coupez et épépinez les tomates. Coupez-les en petits dés. Dans un saladier, mélangez les dés de tomates, la fleur de sel, les gousses d'ail hachées, du persil frais haché, le vinaigre et l'huile. Salez et poivrez. Dans des cercles en Inox de 8 cm, mettez le boulgour froid puis déposez dessus la concassée de tomates à l'ail et au persil. Placez au frais jusqu'au moment du repas. Démoulez sur des assiettes individuelles et décorez de persil frais haché.

Menu 55

- **Petit déjeuner**
  Bol de lait cacaoté
  Pain complet grillé/beurre frais
  Pur jus d'ananas
- **Déjeuner**
  Carottes râpées aux olives vertes
  Saumon mariné grillé
  Riz complet au curcuma
  Emmental
  Compote de pommes cannelle
- **Dîner**
  Crêpes au sarrasin-jambon-blanc champignons
  Salade de fruits de saison au sucre de coco

MA RECETTE DU JOUR

ARACHIDE · BLÉ · GLUTEN · LACTOSE · PROTÉINE DE LAIT DE VACHE · ŒUF

SAUMON MARINÉ GRILLÉ

POUR 4 PERSONNES
- **PRÉPARATION :** moins de 5 min
- **REPOS :** 1 heure
- **CUISSON :** 10 min
- **INGRÉDIENTS :** 4 dos de saumon de 150 g

4 c. à soupe de vinaigre de cidre
4 c. à soupe d'huile d'olive
2 c. à café de sauce soja
2 gousses d'ail
Sel et poivre du moulin

LA RECETTE

Dans un plat creux, mélangez le vinaigre de cidre, le sel, le poivre, l'huile d'olive, les gousses d'ail pressées et la sauce soja. Enduisez les dos de saumon de la marinade.
Filmez et mettez au frais pendant 1 heure.
Faites chauffer une poêle à revêtement antiadhésif et mettez à cuire les dos de saumon en commençant par le côté peau. Comptez 10 minutes de cuisson.

Menu 56

- **Petit déjeuner**
  - Bol de lait chaud
  - Pain toasté/beurre frais
  - Orange
- **Déjeuner**
  - Salade printanière
  - Bavette bien cuite à l'échalote
  - Brocoli vapeur
  - Yaourt nature
  - Biscuit de Savoie
- **Dîner**
  - Asperges fraîches vinaigrette aux agrumes
  - Brandade de cabillaud maison
  - Bleu
  - Poire

MA RECETTE DU JOUR

SALADE PRINTANIÈRE

POUR 4 PERSONNES

- **PRÉPARATION :** 10 min
- **INGRÉDIENTS :** 1 tomate

⅓ de concombre
1 avocat
2 piquillos
½ petit oignon rouge
2 c. à soupe de vinaigre balsamique
2 c. à soupe d'huile de colza
2 c. à soupe d'huile d'olive
1 c. à soupe de levure de bière
Sel et poivre du moulin

LA RECETTE

Lavez la tomate. Lavez et épluchez le concombre. Retirez la peau de l'avocat, coupez-le en deux et retirez le noyau. Coupez les légumes en dés.
Lavez les piquillos et coupez-les en rondelles après avoir retiré les pépins.
Épluchez l'oignon et coupez des lamelles fines.
Préparez une vinaigrette et mélangez tous les ingrédients.
Placez au frais jusqu'au moment de servir.

Menu 57

- **Petit déjeuner**
  - Thé nature
  - Pain grillé/sirop d'agave
  - Smoothie banane verte lait cacao
- **Déjeuner**
  - Crevettes grises/beurre frais
  - Filet de lieu sauce à l'oseille
  - Duo de quinoa et de boulgour
  - Yaourt nature aux dés de kiwi
- **Dîner**
  - Mâche au balsamique
  - Tomate farcie au thon
  - Semoule boisson aux noisettes

MA RECETTE DU JOUR

ARACHIDE ŒUF GLUTEN LACTOSE POISSON ŒUF

TOMATE FARCIE AU THON

POUR 4 PERSONNES
• **PRÉPARATION :** 10 min
• **INGRÉDIENTS :** 4 tomates de 100 g environ
200 g de thon au naturel
120 g de tofu soyeux
2 c. à café de moutarde (garantie sans gluten)
Persil frais
Sel et poivre du moulin

LA RECETTE

Lavez les tomates. Coupez le haut de chaque tomate. Réservez les chapeaux puis évidez les tomates.
Dans un saladier, émiettez le thon au naturel. Ajoutez le tofu soyeux, la moutarde, le sel et le poivre. Mélangez bien.
Remplissez chaque tomate du mélange. Coiffez des chapeaux et placez au frais jusqu'au service.

Menu 58

- **Petit déjeuner**
  - Bol de lait cacaoté
  - Pain d'épeautre/beurre frais
  - Pomme
- **Déjeuner**
  - Cake au comté aux graines de lin
  - Émincé de dinde poêlé
  - Blettes au coulis de tomate
  - Coupe de pomelo rose
- **Dîner**
  - Romaine en vinaigrette
  - Croque-monsieur maison
  - Yaourt nature au sirop d'agave
  - Dés d'ananas frais rôtis à la vanille

MA RECETTE DU JOUR

ARACHIDE BLÉ SOJA

CAKE AU COMTÉ AUX GRAINES DE LIN

POUR 6/8 PERSONNES
• **CUISSON :** 40 min
• **INGRÉDIENTS :** 150 g de farine de petit épeautre complète
1 sachet de levure chimique
3 œufs
60 g de beurre allégé
10 cl de lait demi-écrémé
150 g de dés de comté
10 g de graines de lin broyées
Sel et poivre du moulin

LA RECETTE

Préchauffez le four à 180 °C (therm. 6).
Dans une terrine, mélangez la farine, la levure chimique, le sel et le poivre. Ajoutez les œufs, mélangez et ajoutez le beurre fondu et le lait.
Coupez le comté en dés et ajoutez-les à la pâte avec les graines de lin broyées.
Versez la pâte dans un moule à cake de 20 cm de long. Enfournez pendant 40 minutes. Laissez refroidir avant de démouler.

Menu 59

- **Petit déjeuner**
  - Bol de lait cacaoté
  - Pain grillé/beurre frais
  - Salade de fruits de saison
- **Déjeuner**
  - Concombre bulgare au paprika
  - Petites bouchées de poulet au sésame
  - Macaronis « al dente »
  - Compote pommes-pêches
- **Dîner**
  - Salade de mâche aux pignons de pin
  - Tarte au saumon à la florentine (épinards)
  - Fromage blanc aux zestes d'orange bio

MA RECETTE DU JOUR

PETITES BOUCHÉES DE POULET AU SÉSAME

POUR 4 PERSONNES
• **PRÉPARATION :** 15 min
• **CUISSON :** 10 min
• **INGRÉDIENTS :** 4 filets de poulet fermier Label Rouge de 120 g
2 œufs
½ c. à café de paprika
1 pointe de piment d'Espelette
30 g de sésame complet grillé
1 c. à soupe d'huile d'olive
Sel du moulin

LA RECETTE

Détaillez les filets de poulet en cubes. Fouettez les œufs dans une assiette creuse avec le paprika, le piment d'Espelette et le sel. Enrobez les cubes de poulet de ce mélange, puis de graines de sésame.
Faites chauffer l'huile d'olive et y faire revenir les bouchées de poulet. Comptez 10 minutes de cuisson et servez chaud.

Menu 60

- **Petit déjeuner**
  - Thé au lait
  - Pain aux céréales/beurre frais
  - Fromage blanc et kiwi en tranches
- **Déjeuner**
  - Salade de haricots verts aux noix
  - Filet de merlan sauce moutarde et quinoa
  - Emmental
  - Poire
- **Dîner**
  - Potage de tomates au cerfeuil
  - Romaine à l'effilochée de lapin
  - Yaourt au sirop d'agave
  - Amandine

MA RECETTE DU JOUR

AMANDINE

POUR 4 TARTELETTES
- **PRÉPARATION :** 10 min
- **REPOS :** 30 min
- **CUISSON :** 25 min
- **INGRÉDIENTS :** 120 g de farine de soja
60 g de purée d'amandes bio
1 œuf
70 g de sucre de bouleau
60 g de poudre d'amandes

LA RECETTE

Dans une terrine, mélangez la farine, la purée d'amandes, un demi-œuf entier battu au préalable en omelette et 50 g de sucre de bouleau. Mélangez à la fourchette.
Formez une boule et mettez au réfrigérateur pendant 30 minutes.
Préchauffez le four à 180 °C (therm. 6).
Coupez la pâte en quatre et aplatissez les morceaux de pâte avec la paume de la main. Froncez 4 moules à tartelette.
Mélangez l'œuf restant avec la poudre d'amande et 20 g de sucre de bouleau. Versez la préparation dans les tartelettes et enfournez pendant 25 minutes.
Faites refroidir sur grille.

Menu 61

- **Petit déjeuner**
  - Infusion aux fruits rouges
  - Pain complet grillé/sirop d'agave
  - Pomelo pressé
- **Déjeuner**
  - Radis/beurre frais
  - Rôti de veau au four
  - Chou-fleur vapeur persillé
  - Riz complet au « lait d'amandes » au chocolat noir
- **Dîner**
  - Salade de betteraves vinaigre de cidre
  - Croquettes de lentilles
  - Yaourt nature
  - Pomme

MA RECETTE DU JOUR

CROQUETTES DE LENTILLES

POUR 4 PERSONNES (16 croquettes)
- **PRÉPARATION :** 10 min
- **REPOS :** 30 min
- **CUISSON :** 3 à 4 min par côté
- **INGRÉDIENTS :** 260 g de lentilles au naturel
  80 g de farine complète
  2 œufs
  Sel et poivre du moulin

LA RECETTE

Dans un saladier, mettez les lentilles au naturel rincées et égouttées. Ajoutez la farine complète, les œufs, le sel et le poivre. Mixez avec un mixeur plongeant.
Couvrez et placez au réfrigérateur pendant 30 minutes.
Faites chauffer une poêle à revêtement antiadhésif.
Déposez-y les croquettes avec une cuillère à soupe. Comptez 3 à 4 minutes de cuisson par côté.
Servez bien chaud.

Menu 62

- **Petit déjeuner**
  - Thé à la bergamote
  - Pain grillé/beurre frais
  - Smoothie banane verte-mangue
- **Déjeuner**
  - Artichaut vinaigrette
  - Sardines papillote
  - Fromage blanc en crumble
  - Kiwi
- **Dîner**
  - Carottes râpées au citron
  - Tagliatelles au pistou
  - Gratin de framboises au sucre de coco

MA RECETTE DU JOUR

GRATIN DE FRAMBOISES AU SUCRE DE COCO

POUR 4 PERSONNES
- **PRÉPARATION :** 15 min
- **CUISSON :** 10 min + grill
- **INGRÉDIENTS :** 50 cl de boisson au soja

¼ de gousse de vanille
4 jaunes d'œufs
50 g de sucre de bouleau
350 g de framboises
10 g de sucre de coco

LA RECETTE

Portez la boisson au soja à ébullition avec la gousse de vanille fendue en deux.
Mélangez les jaunes d'œufs et le sucre de bouleau dans une terrine jusqu'à ce que le mélange blanchisse. Versez lentement le lait bouillant sur le mélange, en remuant sans arrêt. Portez le tout sur feu vif jusqu'à ce que la crème nappe la spatule.
Mettez les framboises lavées dans des plats à gratin individuels. Nappez de crème anglaise et saupoudrez de sucre de coco.
Placez sous le grill de votre four quelques minutes. Servez dès coloration.

Menu 63

- **Petit déjeuner**
  Bol de lait chaud aromatisé à la chicorée
  Pain aux céréales/beurre frais
  Pur jus multifruit (sans sucre ajouté)
- **Déjeuner**
  Pousses d'épinards à l'huile vanillée
  Roussette à l'échalote sur lit de lentilles corail
  Emmental
  Compote d'abricots sans sucre ajouté
- **Dîner**
  Potage de mâche au chèvre frais
  Jambon blanc dégraissé et découenné
  Yaourt nature au sirop d'agave
  Tartare d'ananas frais à la menthe et sablés maison

MA RECETTE DU JOUR

POTAGE DE MÂCHE AU CHÈVRE FRAIS

POUR 4 PERSONNES
- **PRÉPARATION :** 5 min
- **CUISSON :** 10 min
- **INGRÉDIENTS :** 180 g de mâche
1 tablette de bouillon de volaille bio
80 g de chèvre frais
1 pincée de gros sel
Sel et poivre du moulin

LA RECETTE

Portez 1 litre d'eau à ébullition avec du gros sel. Ajoutez la mâche et la tablette de bouillon de volaille. Comptez 3 à 4 minutes de cuisson.

Retirez du feu et ajoutez le fromage de chèvre. Mixez grossièrement le tout. Rectifiez l'assaisonnement.

Servez bien chaud.

Menu 64

- **Petit déjeuner**
  - Thé au citron
  - Pancake maison au sirop d'agave
  - Orange pressée
- **Déjeuner**
  - Navarin d'agneau aux petits légumes de printemps
  - Yaourt nature
  - Rosace de fruits frais au chocolat chaud
- **Dîner**
  - Wrap maison
  - Bleu
  - Pruneaux au sirop

MA RECETTE DU JOUR

WRAP MAISON

POUR 4 PERSONNES
- **PRÉPARATION :** 10 à 15 min
- **REPOS :** 30 min
- **CUISSON :** 1 à 2 min par côté
- **INGRÉDIENTS :** 200 g de farine de sarrasin

4 c. à café d'huile d'olive
2 escalopes de dinde extrafines de 120 g
4 feuilles de salade verte
1 tomate
200 g de fromage blanc à 3 % de matières grasses
1 bonne cuillère à café de moutarde (garantie sans gluten)
Sel et poivre du moulin

LA RECETTE

Dans un saladier, mettez la farine et le sel fin. Ajoutez l'huile d'olive et 12 cl d'eau chaude.
Mélangez jusqu'à l'obtention d'une pâte souple. Formez une boule.
Couvrez et placez au réfrigérateur pendant 30 minutes.
Faites chauffer une poêle à revêtement antiadhésif.
Coupez la pâte en quatre et étalez avec un rouleau à pâtisserie sur un plan fariné.

Faites cuire les cercles de pâte pendant 1 à 2 minutes par côté. Faites cuire 2 escalopes extrafines sans matière grasse. Découpez-les en lamelles après cuisson. Mettez les lamelles sur les wraps, ajoutez des rondelles de tomates, une feuille de salade par galette (wrap) et roulez.
Servez avec une sauce au fromage blanc à la moutarde.

Menu 65

- **Petit déjeuner**
  Bol de lait cacaoté
  Pain complet grillé/purée d'amandes
  Pur jus de raisin
- **Déjeuner**
  Laitue aux dés d'emmental et levure de bière
  Poulet au four
  Ratatouille aux herbes de Provence
  Tartelettes au citron
- **Dîner**
  Potage julienne de légumes
  Coudes au roquefort
  Kiwi

MA RECETTE DU JOUR

TARTELETTES AU CITRON

POUR 4 TARTELETTES
• **PRÉPARATION :** 15 min
• **REPOS :** 30 min
• **CUISSON :** 20 min
• **INGRÉDIENTS :** 140 g de farine blanche
20 g de son d'avoine
90 g de sucre de bouleau
70 g de margarine végétale allégée à 60 % de matières grasses
2 œufs
2 citrons bio
10 cl de crème allégée à 12 % de matières grasses
2 c. à café bombées d'agar-agar

LA RECETTE

Dans une terrine, mélangez la farine, le son d'avoine et 40 g de sucre de bouleau. Incorporez la margarine. Mélangez à la fourchette. Puis ajoutez 1 jaune d'œuf (+/- un peu de blanc d'œuf). Formez une boule et mettez au réfrigérateur pendant 30 minutes.
Pendant ce temps, versez le jus des citrons et les zestes dans une casserole. Ajoutez l'œuf restant. Mélangez bien au fouet. Ajoutez les 50 g restant de sucre de bouleau et la crème. Portez à ébullition et ajoutez l'agar-agar. Poursuivez la cuisson quelques instants. Versez le mélange dans un saladier et laissez refroidir.
Préchauffez le four à 180 °C (therm. 6).
Coupez la pâte en quatre et aplatissez les morceaux de pâte avec la paume de la main. Froncez 4 moules à tartelette et piquez la pâte avec les dents d'une fourchette.
Enfournez pendant 15 minutes.
Faites refroidir sur grille.
Versez la crème au citron sur les tartelettes refroidies.

Menu 66

- **Petit déjeuner**
  - **Bol de lait et céréales complètes**
  - **Orange**
- **Déjeuner**
  - **Chou-fleur vinaigrette à la moutarde**
  - **Filet de julienne au safran**
  - **Riz complet**
  - **Crèmes express à l'ananas frais**
- **Dîner**
  - **Batavia aux amandes effilées**
  - **Rouleau de jambon blanc macédoine**
  - **Quinoa au lait aux oreillons d'abricots**

MA RECETTE DU JOUR

CRÈMES EXPRESS À L'ANANAS FRAIS

POUR 4 PERSONNES
• **PRÉPARATION :** moins de 5 min
• **INGRÉDIENTS :** 320 g d'ananas frais
320 g de tofu soyeux
40 g de sirop d'agave

LA RECETTE

Mixez l'ananas et le tofu le mixeur plongeant. La crème doit être bien lisse.
Ajoutez le sirop d'agave. Mélangez bien.
Versez dans des coupes individuelles et placez au frais.

Menu 67

- **Petit déjeuner**
  - Tilleul menthe
  - Toasts aux céréales complètes/beurre frais
  - Fromage blanc nature
  - Citron pressé
- **Déjeuner**
  - Frisée aux herbes fraîches
  - Steak haché grillé
  - Haricots mange-tout à l'étouffée
  - Saint-paulin
  - Gâteau de riz complet aux pommes
- **Dîner**
  - Champignons de Paris en salade
  - Pizza du pêcheur
  - Yaourt nature
  - Nage de fraises à la menthe

MA RECETTE DU JOUR

ARACHIDE · ŒUF · GLUTEN · SOJA

GÂTEAU DE RIZ COMPLET AUX POMMES

POUR 2 PERSONNES
- **PRÉPARATION :** 5 min
- **CUISSON :** 1 heure
- **INGRÉDIENTS :** 25 cl de lait demi-écrémé

Poudre de vanille de Madagascar
50 g de riz complet
1 pomme de 110/120 g
15 g de sucre de bouleau
1 œuf

LA RECETTE

Portez le lait avec la vanille à ébullition. Versez en pluie le riz et laissez cuire à petits bouillons pendant 25 minutes. Le lait doit être pratiquement absorbé.
Pendant ce temps, lavez, épluchez et découpez en lamelles la pomme. Déposez les lamelles au fond d'un petit plat en verre.
Préchauffez le four à 180 °C (therm. 6).
Ajoutez le sucre de bouleau et l'œuf battu dans le riz cuit. Remuez et versez la préparation sur les pommes.
Enfournez pendant 35 minutes.

Menu 68

- **Petit déjeuner**
  - Bol de lait chocolaté
  - Pain aux céréales/sirop d'agave
  - Poignée d'amandes
- **Déjeuner**
  - ½ pomelo rose
  - Maquereau papillote
  - Gnocchis de courgettes au parmesan
- **Dîner**
  - Salade de haricots blancs persillés
  - Clafoutis aux pruneaux maison

MA RECETTE DU JOUR

GNOCCHIS DE COURGETTES AU PARMESAN

POUR 3 PERSONNES
- **PRÉPARATION :** 10 min
- **CUISSON :** 35 min
- **INGRÉDIENTS :** 1 courgette de 290 g environ

1 œuf
120 g de farine intégrale
50 g de parmesan
Sel et poivre du moulin

LA RECETTE

Portez à ébullition une casserole d'eau. Posez un panier perforé dessus.
Lavez et épluchez la courgette. Découpez-la en rondelles et placez-les dans le panier perforé. Couvrez. Comptez 10 minutes de cuisson.
Mixez les courgettes. Ajoutez l'œuf, la farine intégrale puis 40 g de parmesan. Salez si nécessaire et poivrez.
Préchauffez le four à 180 °C (therm. 6).
Faites pocher des boules de pâte par petites quantités dans une eau bouillante. Comptez 2 à 3 minutes de cuisson. Les gnocchis doivent remonter à la surface de l'eau. Comptez 10 minutes de cuisson pour la totalité des gnocchis.
Déposez-les dans un plat à gratin. Saupoudrez du parmesan restant. Enfournez pendant 15 minutes. Servez bien chaud.

Menu 69

- **Petit déjeuner**

Yaourt à boire nature et céréales complètes
Orange pressée

- **Déjeuner**
  - Radis/beurre frais
  - Cassolette de merlu aux épinards
  - Boulgour
  - Yaourt au sirop d'agave
- **Dîner**
  - Tartelettes aux tomates et mâche
  - Roquefort
  - Poire

MA RECETTE DU JOUR

Arachide · Lactose · Protéine de lait de vache · Œuf · Soja

TARTELETTES AUX TOMATES

POUR 4 PERSONNES
- **PRÉPARATION :** 10 à 15 min
- **REPOS :** 30 min
- **CUISSON :** 20 min environ
- **INGRÉDIENTS :** 90 g de farine complète

40 g de margarine 100 % végétale à 60 % de matières grasses
4 c. à café de moutarde
2 tomates bien mûres
Basilic frais
Sel et poivre du moulin

LA RECETTE

Dans un saladier, mettez la farine et le sel fin. Ajoutez la margarine et 2 cl d'eau.
Mélangez jusqu'à l'obtention d'une pâte souple. Formez une boule.
Couvrez et placez au réfrigérateur pendant 30 minutes.
Préchauffez le four à 210 °C (therm. 7).
Étalez la pâte sur un plan fariné. Froncez 4 moules à tartelette à revêtement antiadhésif.
Nappez de moutarde, salez, poivrez et y déposer des tranches fines de tomates lavées. Parsemez de basilic lavé et ciselé.
Enfournez pendant 20 minutes.
Servez chaud.

Menu 70

- **Petit déjeuner**
  - Thé au citron
  - Crêpes au sarrasin nature
  - Pur jus de raisin
- **Déjeuner**
  - Batavia au yaourt
  - Gigot d'agneau rôti
  - Flageolets persillés
  - Poire Belle-Hélène (poire cuite et chocolat chaud)
- **Dîner**
  - Tartine printanière au pain intégral et œuf dur sur lit de roquette
  - Crèmes coco

MA RECETTE DU JOUR

CRÈMES COCO

POUR 4 PERSONNES
- **PRÉPARATION :** 10 min
- **CUISSON :** 10 min
- **INGRÉDIENTS :** 40 cl de lait demi-écrémé
½ gousse de vanille Bourbon
4 jaunes d'œufs
20 g de sirop d'agave
4 c. à café de farine de sarrasin
20 g de noix de coco râpée

LA RECETTE

Portez le lait à ébullition avec la demi-gousse de vanille fendue en deux.

Mélangez bien les jaunes d'œufs avec le sirop d'agave. Ajoutez la farine de sarrasin. Versez le lait bouillant et reportez sur le feu en ayant pris soin de retirer la demi-gousse de vanille. Comptez 5 à 10 minutes de cuisson environ jusqu'à épaississement. Ajoutez la noix de coco après cuisson et mélangez.

Versez dans des coupes individuelles et placez au frais.

Menu 71

- **Petit déjeuner**
  - Bol de lait chocolaté
  - Pain aux 7 céréales/beurre frais
  - Kiwi
- **Déjeuner**
  - Frisée au roquefort et aux croûtons
  - Brochettes de poulet sur lit de petit épeautre
  - Timbale de brocolis
- **Dîner**
  - Riz niçois
  - Mousse de maquereau et sauce fromage blanc
  - Dés de fruits en papillote aux grains d'anis vert

MA RECETTE DU JOUR

BROCHETTES DE POULET SUR LIT DE PETIT ÉPEAUTRE

POUR 4 PERSONNES
- **PRÉPARATION :** 10 min
- **CUISSON :** 35 min
- **INGRÉDIENTS :** 240 g de petit épeautre

1 poivron rouge de 180 g
2 filets de poulet de 120 g
8 tomates cerises
Sel et poivre du moulin

LA RECETTE

Rincez le petit épeautre. Mettez-le dans 72 cl d'eau froide et salée. Portez à ébullition et faites cuire 35 minutes environ.
Pendant ce temps, préchauffez le four à 180 °C (therm. 6).
Lavez, coupez et épépinez le poivron. Coupez-le en morceaux. Comptez environ 16 morceaux.
Coupez les filets de poulet en gros dés. Comptez également 16 morceaux.

Lavez les tomates cerises et faites les brochettes. Commencez par une tomate cerise par brochette et intercalez les morceaux de poulet et de poivron rouge. Terminez par une tomate cerise.
Posez les brochettes sur un plat allant au four. Faites cuire 30 minutes environ.
Servez bien chaud sur le lit de petit épeautre égoutté.

Menu 72

- **Petit déjeuner**
  - Thé au lait
  - Toasts de pain complet/beurre frais
  - Citron pressé au sirop d'agave
- **Déjeuner**
  - Salade printanière aux pousses d'épinards
  - Saumon frais sur lit de poireaux
  - Camembert
  - Moelleux aux abricots secs et pignons de pin
- **Dîner**
  - Fonds d'artichaut vinaigrette
  - Spaghettis complets au jaune d'œuf, et au parmesan
  - Pomme

MA RECETTE DU JOUR

MOELLEUX AUX ABRICOTS SECS ET PIGNONS DE PIN

POUR 8 PERSONNES
• **PRÉPARATION :** 15 min
• **CUISSON :** 20 min
• **INGRÉDIENTS :** 180 g de farine complète
½ sachet de levure chimique
50 g de sucre de bouleau
3 œufs + 1 blanc d'œuf
16 cl de lait demi-écrémé
60 g d'abricots secs
25 g de pignons de pin
1 pincée de sel fin

LA RECETTE

Préchauffez le four à 180 °C (therm. 6).

Dans un saladier, mettez la farine complète et la levure. Ajoutez le sucre de bouleau puis les œufs entiers. Mélangez bien.

Ajoutez le beurre de cacahuètes légèrement ramolli puis le lait.

Découpez en morceaux les abricots secs. Ajoutez-les à la pâte avec les pignons de pin.

Battez en neige le blanc d'œuf avec une pincée de sel et les ajoutez délicatement à la pâte.

Versez la préparation dans un moule à manqué. Enfournez pendant 20 minutes.

Menu 73

- **Petit déjeuner**
  - Thé au citron
  - Brioche maison
  - Pur jus d'ananas
- **Déjeuner**
  - Salade de carottes et pommes râpées
  - Cailles rôties aux épices
  - Petits pois primeur à l'étouffée
  - Fromage blanc au coulis de fruits rouges
- **Dîner**
  - Laitue aux herbes, croûtons et tomates cerises
  - Jambon blanc dégraissé et découenné
  - Quinoa
  - Glace au sucre de coco sur lit de poires

MA RECETTE DU JOUR

GLACE AU SUCRE DE COCO SUR LIT DE POIRES

POUR 4 PERSONNES

- **PRÉPARATION :** 15 min
- **SORBETIÈRE :** 30 min
- **CUISSON :** 20 min

- **INGRÉDIENTS :** 20 cl de lait concentré non sucré
40 g de sucre de coco
4 poires , 1 citron

LA RECETTE

Mélangez le lait concentré non sucré avec 20 g de sucre de coco et mettez en sorbetière pendant 30 minutes.

Préchauffez le four à 180 °C (therm. 7).

Lavez, épluchez les poires. Citronnez-les pour éviter qu'elles ne noircissent. Disposez des quartiers de poires dans un plat à gratin à revêtement antiadhésif et saupoudrez-les du restant du sucre de coco. Enfournez pendant 20 minutes.

Servez tiède avec une boule de glace dessus.

Menu 74

- **Petit déjeuner**
  - Bol de lait et flocons d'avoine sans sucre
  - Pur jus de mangue
- **Déjeuner**
  - Salade de pomelo rose
  - Émincé de bœuf au paprika
  - Semoule complète
  - Petits-suisses nature et tranche d'ananas au sirop
- **Dîner**
  - Frisée et son toast au fromage de chèvre
  - Tian de courgettes
  - Coques de mousse au chocolat noir aux framboises

MA RECETTE DU JOUR

COQUES DE MOUSSE AU CHOCOLAT NOIR AUX FRAMBOISES

POUR 3 PERSONNES

- **PRÉPARATION :** 20 min
- **CUISSON :** 5 min
- **REPOS AU FRAIS :** 20 min
- **INGRÉDIENTS :** 3 blancs d'œufs

1 pincée de sel
1 jaune d'œuf
150 g de chocolat noir pur beurre de cacao (sans lécithine de soja)
80 g de framboises

LA RECETTE

Dans une terrine placée sur un bain-marie, faites fondre la moitié du chocolat. Hors du feu, ajoutez le restant du chocolat. Mélangez bien. La température doit redescendre entre 28 et 29 °C.

Pendant ce temps, battez les blancs d'œufs en neige bien fermes avec la pincée de sel.

Prélevez environ 1/3 du chocolat pour napper des demi-sphères en silicone. Placez-les au frais pendant 20 minutes.

Dans un saladier, mettez le jaune d'œuf, ajoutez le restant de chocolat fondu puis les blancs en neige. Ajoutez la moitié des framboises.

Démoulez les coques, placez-les sur des supports transparents. Déposez la mousse au chocolat dedans puis décorez avec le reste des framboises.

Placez au frais jusqu'au moment de servir.

Menu 75

- **Petit déjeuner**
  - Boisson aux amandes au cacao
  - Pain intégral/beurre frais
- **Déjeuner**
  - Concombre au basilic
  - Colin aux petits légumes
  - Comté
  - Petites tourtes aux pêches
- **Dîner**
  - Potage de cresson et petits croûtons
  - Jambon de dinde et coquillettes « al dente »
  - Yaourt nature
  - Salade de fruits frais au jus d'orange

MA RECETTE DU JOUR

PETITES TOURTES AUX PÊCHES

POUR 4 PERSONNES
- **PRÉPARATION :** 20 min
- **REPOS :** 30 min
- **CUISSON :** 25 min
- **INGRÉDIENTS :** 250 g de farine d'épeautre

120 g de beurre allégé
20 g de sucre de bouleau
3 jaunes d'œufs
20 g de poudre d'amandes
4 demi-pêches au sirop léger

LA RECETTE

Dans une terrine, mélangez la farine, le beurre coupé en petits morceaux et le sucre de bouleau avec une fourchette jusqu'à l'obtention d'un aspect de sable. Ajoutez 2 jaunes d'œufs et formez un pâton avec la main sans travailler la pâte. Placez au réfrigérateur pendant 30 minutes.

Préchauffez le four à 210 °C (therm. 7).

Étalez la moitié de la pâte sur un plan fariné avec la paume de la main. Froncez 4 moules à tartelette (moules à revêtement antiadhésif).

Déposez la poudre d'amandes sur les fonds de tartelettes. Puis un demi-oreillon de pêche. Étalez la pâte restante, découpez 4 cercles. Recouvrez les pêches. Dorez avec le jaune d'œuf restant. Enfournez pendant 25 minutes.

Menu 76

- **Petit déjeuner**
  - Thé au lait
  - Pain grillé/beurre frais
  - Framboises nature
- **Déjeuner**
  - Laitue aux crevettes roses au cerfeuil
  - Foies de lapin en croûte
  - Tomates à l'ail et quinoa
  - Yaourt nature au sirop d'agave
  - Compote de pêches sans sucre ajouté

■ **Dîner**

Salade de riz complet au maquereau
Bleu
Billes de melon et granité verveine

MA RECETTE DU JOUR

FOIES DE LAPIN EN CROÛTE

POUR 4 PERSONNES
• **PRÉPARATION :** moins de 5 min
• **CUISSON :** 8 à 10 min
• **INGRÉDIENTS :** 8 foies de lapin (50 à 60 g / foie)
8 c. à café de moutarde mi-forte (garantie sans gluten)
20 g de flocons d'avoine
20 g de margarine 100 % végétale allégée à 60 % de matières grasses
Sel et poivre du moulin

LA RECETTE

Mettez les foies de lapin dans un grand plat. Badigeonnez-les de moutarde. Salez et poivrez. Saupoudrez de flocons d'avoine. Dans une poêle bien chaude, mettez la margarine. Faites revenir les foies de lapin. Commencez par la face avec les flocons d'avoine. Comptez 8 à 10 minutes de cuisson (4 à 5 minutes par face). Servez bien chaud.

Menu 77

■ **Petit déjeuner**

Bol de lait cacaoté
Pain complet toasté/beurre frais
Jus de fruits jaunes mixés

■ **Déjeuner**

Artichaut vinaigrette
Brochette de dinde et semoule complète aux épices
Emmental
Mangue

- **Dîner** — Frisée aux herbes, œuf dur et croûtons
  Gratin de courgettes à la féta

MA RECETTE DU JOUR

ARACHIDE SOJA

GRATIN DE COURGETTES À LA FÉTA

POUR 2 PERSONNES
- **PRÉPARATION :** 5 à 10 min
- **CUISSON :** 40 min
- **INGRÉDIENTS :** 2 courgettes de 300 g environ
2 c. à soupe d'huile d'olive
2 œufs
16 cl de lait demi-écrémé
10 g de son d'avoine
2 gousses d'ail
120 g de féta nature
Sel et poivre du moulin

LA RECETTE

Préchauffez le four à 180 °C (therm. 6).
Lavez et épluchez les courgettes. Découpez-les en rondelles et faites revenir pendant 10 minutes dans l'huile d'olive. Salez et poivrez.
Pendant ce temps, dans un saladier, mélangez les œufs, le lait, le son, les gousses d'ail hachées et les dés de féta. Salez et poivrez.
Mettez les courgettes dans un plat à gratin et versez l'appareil dessus.
Enfournez pendant 30 minutes. Servez bien chaud.

Menu 78

- **Petit-déjeuner** — Smoothie au melon
  Pain aux céréales /beurre frais
- **Déjeuner** — Concombres en salade
  Canette rôtie aux tomates et ratatouille niçoise

Yaourt au sirop d'agave
Muffin aux graines de chia

■ **Dîner**

Potage d'asperges
Colin en salade sauce fromage blanc
Camembert
Salade de fruits frais de saison à la menthe

MA RECETTE DU JOUR

CANETTE RÔTIE AUX TOMATES

POUR 4 PERSONNES
• **PRÉPARATION :** 5 min
• **CUISSON :** 1 h 45
• **INGRÉDIENTS :** 1 canette prête à cuire de 1,3 kg environ
1 feuille de laurier
1 oignon
2 tomates
Sel et poivre du moulin

LA RECETTE

Préchauffez le four à 200 °C (therm. 6/7).
Placez la canette dans un plat allant au four. Salez et poivrez.
Disposez la feuille de laurier au fond du plat.
Épluchez et lavez l'oignon. Découpez-le en fines rondelles.
Lavez et coupez les tomates en quartiers. Disposez les rondelles d'oignons et les quartiers de tomates autour de la canette.
Versez un fond d'eau et enfournez pendant 1 h 45.
Arrosez fréquemment. Servez chaud.

Menu 79

■ **Petit déjeuner**

Thé au citron
Céréales complètes, sirop d'agave et fraises

Déjeuner

- Fougasse au thym
- Paupiette de veau maison
- Courgettes persillées
- Yaourt nature
- Carpaccio de melon aux myrtilles

Dîner

- Salade catalane aux olives noires
- Chèvre frais
- Compote de mangues fraîches

MA RECETTE DU JOUR

ARACHIDE – LACTOSE – PROTÉINE DE LAIT DE VACHE – ŒUF – SOJA

FOUGASSE AU THYM

POUR 4 PERSONNES
- **PRÉPARATION :** 25 min
- **REPOS :** 1 h 45
- **CUISSON :** 40 min
- **INGRÉDIENTS :** 10 g de levure de boulanger

300 g de farine intégrale
½ c. à café de sel fin
1 c. à soupe d'huile d'olive + 1 c. à café
1 c. à café de thym frais
Sel et poivre du moulin

LA RECETTE

Mélangez la levure de boulanger avec 2 cl d'eau tiède.
Dans un saladier, mélangez la farine complète, le sel et 18 cl d'eau. Ajoutez la levure délayée, l'huile d'olive et le thym frais. Mélangez-bien afin d'obtenir une pâte lisse. Couvrez la pâte obtenue avec un linge humide et laissez reposer à température ambiante pendant 1 heure. Elle doit doubler de volume.
Étalez votre pâte en cercle. Faites 3 entailles sur une moitié de pâte. Prenez cette dernière et rabattez-la sur l'autre partie. Soudez les bords. Déposez votre fougasse délicatement sur une tôle à pâtisserie recouverte de papier sulfurisé. Laissez reposer pendant 45 minutes.
Préchauffez le four à 240 °C (therm. 8). Badigeonnez la fougasse avec la cuillère à café d'huile. Enfournez pendant 20 minutes. Dégustez-la tiède ou froide.

Menu 80

- **Petit déjeuner**
  - Bol de lait cacaoté
  - Pain complet grillé/beurre frais
  - Pur jus de raisin
- **Déjeuner**
  - Radis à la croque au sel
  - Truite aux amandes
  - Croquettes de céréales
  - Gouda
  - Rhubarbe pochée aux grains de vanille
- **Dîner**
  - Chèvre et pain Poilâne grillé
  - Aubergines farcies maison
  - Carpaccio de fraises au vinaigre balsamique

MA RECETTE DU JOUR

CROQUETTES DE CÉRÉALES

POUR 6 CROQUETTES
- **PRÉPARATION :** moins de 5 min
- **CUISSON :** 3 min / côté
- **INGRÉDIENTS :** 80 g de flocons d'avoine complets

2 œufs
20 g de parmesan râpé
10 g de margarine 100 % végétale allégée à 60 % de matières grasses
Sel et poivre du moulin

LA RECETTE

Dans un saladier, mélangez les flocons d'avoine, les œufs entiers, le parmesan. Salez et poivrez.
Dans une poêle, faites chauffer la margarine. Versez des boules de pâte avec une cuillère à soupe. Aplatissez-les légèrement a poêle. Comptez 3 minutes environ par côté.
ttez-les sur un papier absorbant et consommez aussitôt.

Menu 81

- **Petit déjeuner**
  - Thé au citron
  - Yaourt nature et muesli
- **Déjeuner**
  - Salade de tomates et dés de poivron vert
  - Escalope de veau poêlée
  - Petits pois/carottes vapeur
  - Sablés à la farine intégrale
- **Dîner**
  - Potage aux fanes de radis
  - Fusilli au thon, basilic et pecorino
  - Melon

MA RECETTE DU JOUR

ARACHIDE · SOJA

SABLÉS À LA FARINE INTÉGRALE

POUR 10 SABLÉS
- **PRÉPARATION :** 10 à 15 min
- **REPOS :** 30 min
- **CUISSON :** 15 min
- **INGRÉDIENTS :** 1 jaune d'œuf
20 g de sucre de coco
60 g de beurre demi-sel
2 c. à soupe de lait demi-écrémé
80 g de farine intégrale

LA RECETTE

Dans une terrine, mélangez le jaune d'œuf et le sucre de coco. Incorporez la farine intégrale et le beurre demi-sel. Ajoutez 1 cuillère à soupe de lait.

Formez une boule et mettez au réfrigérateur pendant 30 minutes.

Préchauffez le four à 200 °C (therm. 6/7).

Formez un boudin de 10 cm de long environ. Découpez 10 rondelles.

Sur une plaque à pâtisserie recouverte d'une feuille de papier sulfurisé, mettez les rondelles de pâte. Aplatissez-les légèrement. Badigeonnez-les avec 1 cuillère à soupe de lait. Enfournez pendant 15 minutes.

Sortez-les du four et faites-les refroidir sur une grille.

Menu 82

- **Petit déjeuner**
  - Bol de lait nature
  - Pain bis grillé/beurre frais
  - Orange pressée
- **Déjeuner**
  - Flans au chèvre et noix
  - Filet de rouget à la basquaise et riz complet
  - Fromage blanc et coupelle de fruits rouges
- **Dîner**
  - Mâche aux dés de gouda
  - Jambon au torchon
  - Haricots verts persillade
  - Crêpe au chocolat noir et amandes effilées grillées

MA RECETTE DU JOUR

FLANS AU CHÈVRE ET NOIX

POUR 4 PERSONNES
- **PRÉPARATION :** moins de 10 min
- **CUISSON :** 20 min
- **INGRÉDIENTS :** 2 œufs

140 g de chèvre frais
40 g de mâche
40 g de cerneaux de noix concassés
12 cl de lait demi-écrémé
Sel et poivre du moulin

LA RECETTE

Préchauffez le four à 180 °C (therm. 6) avec un bain-marie.
Mélangez les œufs et le fromage de chèvre. Mélangez-bien.
Ajoutez la mâche, les noix concassées et le lait. Salez et poivrez.
Déposez la préparation dans des ramequins individuels et enfournez pendant 20 minutes.
Dégustez chaud.

Menu 83

- **Petit déjeuner**
  - Infusion aux fruits rouges
  - Crêpes nature au sarrasin
  - Pur jus de pomme
- **Déjeuner**
  - Taboulé de quinoa
  - Escalopes roulée aux tomates séchées
  - Haricots verts vapeur
  - Verrine de fraises sur lit de yaourt aux pistaches hachées
- **Dîner**
  - Salade aux crevettes roses
  - Lentilles à la dijonnaise
  - Compotée d'abricots sur lit de fromage blanc nature

MA RECETTE DU JOUR

ESCALOPES ROULÉES AUX TOMATES SÉCHÉES

POUR 4 PERSONNES
- **PRÉPARATION :** 5 min
- **CUISSON :** 25 min
- **INGRÉDIENTS :** 4 escalopes de dinde extrafines de 120 g environ

4 tranches de jambon Serrano de 10 g
4 tomates séchées
10 g de margarine 100 % végétale à 60 % de matières grasses
Poivre du moulin

LA RECETTE

Étalez les escalopes de dinde sur un plan de travail propre. Déposez une tranche de jambon Serrano dessus et poivrez. Déposez une tomate séchée à chaque extrémité d'escalope et roulez les escalopes. Maintenez-les avec un cure-dent. Faites chauffer la margarine et faites dorer les roulés d'escalopes sur toutes les faces. Comptez 5 minutes environ.

Puis faites cuire à couvert pendant 20 minutes.
Servez chaud.

Remarque : vous pouvez ajouter un peu de fond de veau pour renforcer le goût et la couleur du jus de cuisson.

Menu 84

- **Petit déjeuner**
  - Bol de lait et chicorée
  - Pain d'épeautre/beurre frais
  - Smoothie à la fraise et menthe fraîche
- **Déjeuner**
  - Concombres à la ciboulette
  - Poulet à la diable
  - Macaronis « al dente »
  - Pruneaux au sirop léger et fromage blanc
- **Dîner**
  - Moussaka maison
  - Yaourt nature au sucre de coco
  - Muffins aux framboises

MA RECETTE DU JOUR

MUFFINS AUX FRAMBOISES

POUR 8 MUFFINS
• **PRÉPARATION :** 10 min
• **CUISSON :** 25 min
• **INGRÉDIENTS :** 2 œufs
40 g de sucre de bouleau
2 c. à soupe d'huile de colza
80 g de farine complète de petit épeautre - ½ sachet de levure chimique - 80 g de framboises
Sel fin

LA RECETTE

Préchauffez le four à 180 °C (therm. 6). Dans un saladier, mélangez les jaunes d'œufs et le sucre de bouleau. Versez l'huile. Ajoutez la farine avec la levure.

Battez les blancs d'œufs en neige bien fermes avec la pincée de sel et incorporez-les délicatement à la préparation. Ajoutez les framboises.
Versez dans des moules à muffin de 7 cm puis enfournez pendant 25 minutes.

Menu 85

■ **Petit déjeuner**

Bol de lait cacaoté
Pain complet grillé/beurre frais
Compote de pommes sans sucre ajouté

■ **Déjeuner**

Asperges tièdes sauce balsamique
Daurade aux champignons et blé complet épicé
Bleu
Cerises

■ **Dîner**

Potage de légumes frais
Pizza reine
Yaourt nature aux dés de nectarine

MA RECETTE DU JOUR

PIZZA REINE

POUR 1 PIZZA DE 20 CM DE DIAMÈTRE
• **PRÉPARATION :** 10 min
• **REPOS :** 30 min
• **CUISSON :** 10 à 15 min
• **INGRÉDIENTS :** 5 g de levure fraîche de boulanger
100 g de farine intégrale
1/4 c. à café de sel fin
1 c. à café d'huile d'olive
5 cl de coulis de tomates nature
1 tranche de jambon blanc dégraissé et découenné (garantie sans soja)
40 g de mozzarella de bufflonne
1 champignon de Paris (30 g)
Origan
Sel et poivre du moulin

LA RECETTE

Mélangez dans un ramequin la levure et 7,5 cl d'eau tiède.
Dans un saladier, mettez la farine intégrale, le sel fin et l'huile d'olive. Ajoutez la levure et l'eau tiédie. Mélangez jusqu'à l'obtention d'une pâte souple.
Faites lever dans un endroit tiède pendant 30 minutes.
Préchauffez le four à 210 °C (therm. 7).
Étalez la pâte avec la paume de la main pour former une pâte à pizza de 20 cm de diamètre.
Étalez le coulis de tomates, mettez la tranche de jambon coupée en lanières, des morceaux de mozzarella, le champignon de Paris lavé et coupé en rondelle. Saupoudrez de poivre et d'origan.
Enfournez pendant 10 à 15 minutes.

Menu 86

- **Petit déjeuner**
  - **Infusion nature**
  - **Pain grillé/beurre frais**
  - **Amandes**
- **Déjeuner**
  - **Tomates au basilic**
  - **Paupiette de veau rôtie**
  - **Poêlée de champignons persillade**
  - **Yaourt nature**
  - **Demi-sphères à l'ananas**
- **Dîner**
  - **Mâche et dés de betterave en salade**
  - **Sardines grillées et sa pomme de terre (avec peau) en papillote sauce fromage blanc**
  - **Coupe de melon et son sorbet**

MA RECETTE DU JOUR

ARACHIDE · ŒUF · LACTOSE · PROTÉINE DE LAIT DE VACHE · SOJA

DEMI-SPHÈRES À L'ANANAS

POUR 8 PERSONNES
• **PRÉPARATION :** 10 min
• **CUISSON :** 15 min
• **INGRÉDIENTS :** 2 œufs
70 g de margarine 100 % végétale à 60 % de matières grasses
60 g de sucre de coco
120 g de farine complète de petit épeautre
1 sachet de levure chimique
160 g de dés d'ananas frais

LA RECETTE

Préchauffez le four à 180 °C (therm. 6).
Dans un saladier, mélangez au fouet les œufs, la margarine fondue puis le sucre de coco.
Ajoutez la farine avec la levure.
Mettez les dés d'ananas dans le fond des moules en forme de demi-sphères. Versez la pâte dessus et enfournez pendant 15 minutes.
Démoulez froid.

Menu 87

- **Petit déjeuner**
  - Thé à la bergamote
  - Pain complet grillé/beurre frais
  - Pur jus multifruits
- **Déjeuner**
  - Maïs, féta, dés de poivron rouge en salade
  - Œuf cocotte
  - Champignons de Paris persillade
  - Yaourt nature
  - Abricots
- **Dîner**
  - Radis et beurre frais
  - Chili con carne
  - Emmental
  - Brochette de fruits frais au romarin

MA RECETTE DU JOUR

CHILI CON CARNE

POUR 6 PERSONNES
• **PRÉPARATION :** 10 à 15 min
• **CUISSON :** 1 h
• **INGRÉDIENTS :** 700 g de viande hachée à 5 % de matières grasses
2 c. à soupe d'huile d'olive
1 c. à café de cumin en poudre
1 c. à café de paprika
Piment de Cayenne
2 petits oignons
2 gousses d'ail
800 g de pulpe de tomates concassées
500 g de haricots rouges
Sel du moulin

LA RECETTE

Faites chauffer la moitié de l'huile dans une cocotte en fonte. Mettez la viande hachée à revenir. Au bout de 10 minutes, sortez la viande avec une écumoire et gardez-la au chaud. Mettez le restant de l'huile d'olive dans la cocotte et faites revenir les oignons et gousses d'ail hachés finement. Ajoutez le piment de Cayenne, le cumin, le paprika. Remettez la viande. Versez la pulpe de tomates concassées et 20 cl d'eau. Salez et rectifiez l'assaisonnement si nécessaire. Couvrez la cocotte et laissez cuire à feu doux pendant 40 minutes en remuant souvent. Ajoutez les haricots rouges rincés et égouttés. Couvrez et poursuivez la cuisson pendant encore 10 minutes. Servez très chaud.

Menu 88

■ **Petit déjeuner**
Céréales complètes et yaourt au sirop d'agave
Orange pressée

■ **Déjeuner**
Laitue ciboulette
Pavé de saumon et riz sauvage
Figues au chèvre

■ **Dîner**
Feuilleté épinards au son maison
Petits-suisses nature
Fraises à la vanille et au citron

MA RECETTE DU JOUR

ARACHIDE · LAIT · GLUTEN · ŒUF · SOJA

FIGUES AU CHÈVRE

POUR 4 PERSONNES
- **PRÉPARATION :** 5 min
- **CUISSON :** 20 à 25 min

- **INGRÉDIENTS :** 8 figues fraîches
2 c. à soupe de sirop d'agave
120 g de chèvre frais

LA RECETTE

Préchauffez le four à 180 °C (therm. 6).
Lavez soigneusement les figues. Incisez-les sur le dessus, écartez les chairs pour pouvoir y placer des morceaux de chèvre frais. Disposez dans un plat à gratin antiadhésif, versez le sirop d'agave et enfournez pendant 20 à 25 minutes. Servez chaud.

Menu 89

- **Petit déjeuner**
  - Bol de lait cacaoté
  - Sablés (sans œuf)
- **Déjeuner**
  - Pizza napolitaine
  - Sauté de lapin aux olives
  - Haricots verts frais vapeur
  - Yaourt nature
  - Salade de fruits jaunes sans sucre ajouté
- **Dîner**
  - Batavia ciboulette et gouda au cumin
  - Linguine au thon et sauce tomate
  - Cerises au four

MA RECETTE DU JOUR

SABLÉS (sans œuf)

POUR 10 SABLÉS
- **PRÉPARATION :** 15 min
- **REPOS :** 30 min
- **CUISSON :** 15 min

- **INGRÉDIENTS :** 55 g de farine complète
15 g de sucre de bouleau
40 g de beurre demi-sel

LA RECETTE

Dans une terrine, mélangez la farine et le sucre de bouleau. Incorporez le beurre demi-sel. Mélangez à la fourchette. Puis ajoutez 1,5 cl d'eau.
Formez une boule et mettez au réfrigérateur pendant 30 minutes.
Préchauffez le four à 180 °C (therm. 6).
Formez un boudin de 10 cm de long environ. Découpez 10 rondelles.
Sur une plaque à pâtisserie recouverte d'une feuille de papier sulfurisé, mettez les rondelles de pâte. Aplatissez-les légèrement. Enfournez pendant 15 minutes.
Sortez-les du four et faites-les refroidir sur une grille.

Menu 90

- **Petit déjeuner**
  - Lait aromatisé à la chicorée
  - Pain complet grillé/beurre frais/sirop d'agave
- **Déjeuner**
  - Radis à la croque au sel
  - Œuf dur, tomates ciboulette en salade
  - Fromage blanc nature
  - Crumbles de pommes vertes
- **Dîner**
  - Potage de fanes de radis
  - Salade de lentilles au petit salé
  - Camembert
  - Brugnon

MA RECETTE DU JOUR

CRUMBLES DE POMMES VERTES

POUR 4 CRUMBLES
- **PRÉPARATION :** 10 min
- **CUISSON :** 25 min
- **INGRÉDIENTS :** 2 pommes vertes de 180 g environ

80 g de muesli bio sans sucres ajoutés
20 g de poudre d'amandes
20 g de sirop d'agave

LA RECETTE

Préchauffez le four à 180 °C (therm. 6).
Lavez et épluchez les pommes. Enlevez les trognons et pépins.
Coupez-les en dés.
Mélangez le muesli, la poudre d'amandes et le sirop d'agave.
Disposez les dés de pomme dans des ramequins individuels puis le mélange à base de muesli.
Enfournez pendant 25 minutes.
Servez tiède.

Menu 91

- **Petit déjeuner**
  - **Bol de lait cacaoté**
  - **Pain intégral/beurre frais**
  - **Pur jus de mangue**
- **Déjeuner**
  - **Betteraves et pommes en dés**
  - **Grondin au four**
  - **Pommes de terre cuites avec peau**
  - **Yaourt nature au sirop d'agave**
  - **Abricots**
- **Dîner**
  - **Carottes râpées au citron**
  - **Champignons farcis au tofu**
  - **Semoule complète à l'amande (avec boisson aux amandes)**

MA RECETTE DU JOUR

ARACHIDE · BLÉ · GLUTEN · LACTOSE · PROTÉINE DE LAIT DE VACHE · ŒUF

CHAMPIGNONS FARCIS AU TOFU FUMÉ

POUR 4 PERSONNES
- **PRÉPARATION :** moins de 10 min
- **CUISSON :** 25 min
- **INGRÉDIENTS :** 8 gros champignons à farcir

80 g de tofu fumé
4 gousses d'ail
Persil
Sel et poivre du moulin

LA RECETTE

Préchauffez le four à 180 °C (therm. 6).
Coupez le pied terreux des champignons. Passez-les rapidement sous un filet d'eau froide. Retirez le reste des pieds.
Mettez-les dans un mixeur avec le tofu fumé, l'ail et le persil lavé. Mixez, salez, poivrez.
Placez les têtes de champignon dans un plat à gratin à revêtement antiadhésif. Remplissez-les de la préparation et enfournez pendant 25 minutes.

Menu 92

- **Petit déjeuner**
  - Yaourt nature
  - Pain grillé/beurre frais
  - Pur jus de raisin
- **Déjeuner**
  - Grande salade composée estivale
  - Gâteau au citron et aux fruits rouges
- **Dîner**
  - Artichaut vinaigrette
  - Poêlée de crevettes à la menthe fraîche
  - Riz basmati
  - Fromage blanc nature
  - Coupelle de fruits frais

MA RECETTE DU JOUR

GÂTEAU AU CITRON ET AUX FRUITS ROUGES

POUR 8 PERSONNES
• **PRÉPARATION :** 15 à 20 min
• **CUISSON :** 30 min
• **INGRÉDIENTS :** 4 œufs
75 g de sucre de bouleau
120 g de tofu soyeux
100 g de farine de blé complète
50 g de farine d'épeautre
1 sachet de levure chimique
40 g de poudre d'amandes
1 citron bio
250 g de fruits rouges (myrtilles et framboises)
1 pincée de sel fin

LA RECETTE

Préchauffez le four à 180 °C (therm. 6).
Dans un saladier, mélangez les jaunes d'œufs avec le sucre de bouleau jusqu'à ce que le mélange blanchisse. Ajoutez le tofu soyeux et bien mélanger.
Ajoutez les farines, la levure chimique et la poudre d'amandes.
Râpez le citron, ajoutez le zeste et le jus de citron à la pâte. Mélangez-bien.
Battez les blancs d'œufs en neige bien fermes avec la pincée de sel et ajoutez-les délicatement à la préparation.
Versez dans un moule à manqué à revêtement antiadhésif. Déposez les fruits rouges sur la pâte puis enfournez pendant 30 minutes.

Menu 93

■ **Petit déjeuner**

Thé nature au sirop d'agave
Fromage blanc /flocons d'avoine sans sucre ajouté
Abricots frais

■ **Déjeuner**

Asperges fraîches vinaigrette aux agrumes

Jambon blanc et coquillettes « al dente »
Yaourt nature
Coupe de fruits frais au basilic

■ **Dîner**

Tomates au romarin
Escalope de veau roulée à l'estragon
Courgettes poêlées
Beaufort
Madeleines au sucre de coco

MA RECETTE DU JOUR

Arachide · Lactose · Protéine de lait de vache · Soja

MADELEINES AU SUCRE DE COCO

POUR 20 MADELEINES
• **PRÉPARATION :** 10 min
• **REPOS :** 1 heure
• **CUISSON :** 8 à 10 min (en une fournée)
• **INGRÉDIENTS :** Zeste de 1 citron non traité
3 œufs
70 g de sucre de coco
130 g de farine complète intégrale
½ sachet de levure chimique
120 g de margarine 100 % végétale allégée à 60 % de matières grasses

LA RECETTE

Préchauffez le four à 180 °C (therm. 6).
Lavez soigneusement le citron. Râpez le zeste et réservez-le.
Dans un saladier, travaillez les œufs avec le sucre de coco. Ajoutez la farine, la levure, la margarine fondue et le zeste du citron. Mélangez-bien.
Placez au frais pendant 1 heure.
Versez dans vos moules à madeleines à revêtement antiadhésif et enfournez à mi-hauteur pendant 8 à 10 minutes.
Démoulez sur une grille.

Menu 94

- **Petit déjeuner**
  - Bol de lait nature
  - Biscuit de Savoie maison
  - Citron pressé
- **Déjeuner**
  - Terrine de saumon au citron vert
  - Boulgour
  - Batavia vinaigrette à l'échalote
  - Crème au chocolat (crème allégée+agar-agar)
- **Dîner**
  - Potage au cresson
  - Tarte fine aux tomates sur lit de moutarde
  - Yaourt nature au sirop d'agave
  - Pêche

MA RECETTE DU JOUR

TERRINE DE SAUMON AU CITRON VERT

POUR 4 PERSONNES
- **PRÉPARATION :** 5 min
- **CUISSON :** 20 min
- **INGRÉDIENTS :** 4 dos de saumon frais de 120 g environ
  4 œufs
  1 citron vert bio
  Sel et poivre du moulin

LA RECETTE

Préchauffez le four à 180 °C (therm. 6).
Mixez grossièrement les dos de saumon sans la peau avec les œufs. Ajoutez le zeste du citron vert. Salez et poivrez.
Mettez la préparation dans des ramequins individuels et enfournez pendant 20 minutes.
Dégustez froid.

Menu 95

- **Petit déjeuner**
  - Thé au lait
  - Pain complet grillé/beurre frais
  - Tranche de melon
- **Déjeuner**
  - Salade de fèves aux pointes d'asperge
  - Steak haché grillé
  - Tomates provençales
  - Chèvre frais et pain Poilâne
  - Framboises nature
- **Dîner**
  - Tartine campagnarde au jambon de Parme sur lit de frisée et tomates cerises
  - Verrines express

MA RECETTE DU JOUR

VERRINES EXPRESS

POUR 4 PERSONNES
• **PRÉPARATION :** moins de 5 min
• **INGRÉDIENTS :** 400 g de compote sans sucre ajouté
400 g de fromage blanc à 3 % de matières grasses
8 sablés à la farine intégrale (voir recette p. 137)

LA RECETTE

Dans de grandes verrines transparentes, versez la moitié de la compote. Puis la moitié du fromage blanc. À nouveau compote et fromage blanc.
Émiettez les sablés sur le dessus et placez au frais jusqu'au moment de servir.

Menu 96

- **Petit déjeuner**
  - Verre de lait froid
  - Pain grillé/beurre frais/sirop d'agave
  - Abricots
- **Déjeuner**
  - Assiette estivale de crudités et anchoïade (avec anchois frais)
  - Aiguillettes de poulet à la graine de moutarde
  - Poêlée de petit épeautre
  - Tarte aux fraises maison
- **Dîner**
  - Artichaut à la barigoule
  - Riz complet cantonnais
  - Yaourt nature
  - Coupe de melon et framboises

MA RECETTE DU JOUR

ARACHIDE · ŒUF · GLUTEN · LACTOSE · PROTÉINE DE LAIT DE VACHE · SOJA

RIZ COMPLET CANTONNAIS

POUR 4 PERSONNES
- **PRÉPARATION :** 20 à 25 min
- **CUISSON :** 20 min
- **INGRÉDIENTS :** 250 g de riz complet

2 œufs
10 g de margarine 100 % végétale à 60 % de matières grasses
1 tranche de jambon blanc dégraissé et découenné
1 petite boîte de petits pois
50 g de crevettes grises
Sel, poivre du moulin

LA RECETTE

Portez 50 cl d'eau avec le riz à ébullition. Couvrez et laissez cuire à feu doux. L'eau doit être complètement absorbée. Comptez 12 à 15 minutes de cuisson.
Pendant ce temps, battez les œufs avec le sel et le poivre. Versez la préparation dans une poêle bien chaude avec la margarine.
Coupez le jambon en petits dés et décortiquez les crevettes.
Ajoutez les petits pois rincés, les crevettes, les dés de jambon et l'omelette en lamelles au riz cuit. Assaisonnez et servez très chaud.

Menu 97

- **Petit déjeuner**
  - Lait aromatisé à la chicorée
  - Pain aux 5 céréales/beurre frais
  - Pastèque
- **Déjeuner**
  - Roquette sauce yaourt et citron
  - Thon basquaise
  - Semoule complète à l'eau de fleur d'oranger
- **Dîner**
  - Salade de poivrons rouges cuits
  - Croque-monsieur
  - Fromage blanc nature
  - Nectarine

MA RECETTE DU JOUR

CROQUE-MONSIEUR

POUR 4 CROQUE-MONSIEUR
- **PRÉPARATION :** moins de 10 min
- **CUISSON :** 3 à 4 min
- **INGRÉDIENTS :** 8 tranches de pain de mie à la farine intégrale et d'épeautre (voir recette p. 72)
2 tranches de jambon blanc dégraissé et découenné
60 g de gruyère râpé
Sel et poivre du moulin

LA RECETTE

Sur un plan de travail propre, coupez le pain de mie en tranches. Déposez les ½ tranches de jambon coupées en deux sur une tranche de pain de mie. Mettez le gruyère, salez et poivrez. Recouvrez avec une seconde tranche de pain de mie.
Faites cuire dans un appareil à croque-monsieur sans matière grasse. Comptez 3 à 4 minutes de cuisson en fonction de la coloration souhaitée. Servez chaud.

Menu 98

- **Petit déjeuner**
  - Bol de lait cacaoté
  - Pain complet grillé/beurre frais
  - Yaourt et dés de nectarine
- **Déjeuner**
  - Laitue aux billes de melon
  - Escalope de veau aux épices et son riz sauvage
  - Panna cotta nappage chocolat cannelle
- **Dîner**
  - Tzatziki (dés de concombre/fromage blanc) et ses blinis maison au sarrasin
  - Croquettes de poisson maison
  - Concassée de tomates à l'ail
  - Emmental

MA RECETTE DU JOUR

ARACHIDE · PLV · GLUTEN · ŒUF · SOJA

PANNA COTTA NAPPAGE CHOCOLAT CANNELLE

POUR 4 PANNA COTTA (de 13 cl)
- **PRÉPARATION :** moins de 5 min
- **REPOS AU FRAIS :** 1 heure
- **CUISSON :** 5 min environ
- **INGRÉDIENTS :** 40 cl de crème fluide à 12 % de matières grasses
2 pointes de couteau de poudre de vanille de Madagascar
2 c. à café rases d'agar-agar
30 g de sirop d'agave
30 g de chocolat noir à 54 % de cacao (sans lécithine de soja)
½ c. à café de cannelle en poudre

LA RECETTE

Portez sur le feu la crème légère et la vanille en poudre.
Ajoutez l'agar-agar quand la préparation est chaude et poursuivez la cuisson quelques instants. Ajoutez le sirop d'agave.
Versez dans des ramequins plats de 12 cm de diamètre et laissez refroidir 1 heure au frais.
Faites fondre le chocolat avec 2 cuillères à soupe d'eau et la cannelle au bain-marie. Versez le nappage sur les panna cotta.
Placez au frais jusqu'au moment de servir.

Menu 99

- **Petit déjeuner**
  - Bol de lait cacaoté
  - Pain grillé/beurre frais
  - Pur jus de raisin
- **Déjeuner**
  - Chou rouge en salade
  - Jambon grillé et pomme au four (avec peau)
  - Yaourt nature
  - Compote de pommes-fraises sans sucre ajouté
- **Dîner**
  - Salade de pois gourmands
  - Beaufort
  - Omelette à l'ananas frais

MA RECETTE DU JOUR

ARACHIDE · BLÉ · GLUTEN · LACTOSE · PROTÉINE DE LAIT DE VACHE · SOJA

OMELETTE À L'ANANAS FRAIS

POUR 4 PERSONNES
- **PRÉPARATION :** moins de 5 min
- **CUISSON :** 5 min
- **INGRÉDIENTS :** 4 œufs

320 g d'ananas frais en petits dés
20 g de sucre de coco
20 g de margarine végétale à 60 % de matières grasses

LA RECETTE

Battez les œufs avec le sucre de coco. Ajoutez les dés d'ananas frais.
Faites chauffer la margarine.
Versez la préparation et faites cuire pendant 5 minutes environ.
Servez chaud.

Menu 100

- **Petit déjeuner**
  - Thé nature au sirop d'agave
  - Bol de lait et céréales complètes
  - Pur jus d'orange
- **Déjeuner**
  - Melon
  - Dos de sandre sur lit de chou cuit
  - Fromage blanc nature
  - Gâteau pommes cannelle
- **Dîner**
  - Cocktail de cœurs de palmier
  - Riz complet cantonnais
  - Yaourt nature ; Pastèque

MA RECETTE DU JOUR

ARACHIDE · ŒUF · GLUTEN · LACTOSE · PROTÉINES DE LAIT DE VACHE · SOJA

GÂTEAU POMMES CANNELLE

POUR 8 PERSONNES
- **PRÉPARATION :** 15 min
- **CUISSON :** 35 à 40 min
- **INGRÉDIENTS :** 2 œufs

50 g de sucre de bouleau
1 dl d'huile de colza
110 g de farine de sarrasin
½ sachet de levure chimique
1 pincée de sel fin
2 pommes de 160 g environ
1 c. à café rase de cannelle

LA RECETTE

Préchauffez le four à 180 °C (therm. 6).
Dans un saladier, mélangez les jaunes d'œufs, le sucre et versez l'huile. Ajoutez la farine de sarrasin avec la levure.
Battez les blancs d'œufs en neige bien fermes avec la pincée de sel et ajoutez-les délicatement à la préparation.
Lavez et épluchez les pommes. Coupez-les en lamelles épaisses. Versez-les dans la pâte et ajoutez la cannelle. Mettez dans un moule de 20 cm de long à revêtement antiadhésif puis enfournez pendant 35 à 40 minutes. Démoulez froid.

Recettes

pictogrammes :
1. sans arachide 2. sans blé 3. sans gluten
4. sans lactose 5. sans protéine de lait de vache
6. sans œuf 7. sans soja

	1	2	3	4	5	6	7
1. Boulgour à la cannelle et au citron vert	⊘					⊘	⊘
2. Gratin d'œufs aux épinards	⊘						⊘
3. Gâteau aux pommes et aux noix		⊘		⊘	⊘		⊘
4. Poires caramélisées à l'orange	⊘	⊘	⊘	⊘	⊘	⊘	⊘
5. Filet mignon de porc farci aux pruneaux	⊘	⊘	⊘	⊘	⊘	⊘	⊘
6. Salade de mâche à l'œuf poché		⊘	⊘	⊘	⊘		⊘
7. Pancakes au sirop d'agave	⊘						⊘
8. Quiche au thon	⊘	⊘		⊘	⊘		⊘
9. Brochettes d'ananas au citron vert et sucre de coco	⊘	⊘	⊘	⊘	⊘	⊘	⊘
10. Salade de lentilles à l'huile de noisette aux œufs mollets		⊘	⊘	⊘	⊘		⊘
11. Quinoa et boulgour au thon et tomates cerises	⊘			⊘	⊘	⊘	⊘
12. Brioche	⊘						⊘
13. Brownies aux cacahuètes		⊘	⊘	⊘	⊘		
14. Clafoutis cerise coco	⊘						⊘
15. Tartelettes poireaux tofu	⊘			⊘	⊘	⊘	
16. Gâteau aux noix et noisettes							⊘
17. Flans aux pêches et au tofu soyeux	⊘	⊘	⊘				
18. Quinoa aux mûres	⊘	⊘	⊘			⊘	⊘
19. Trifle aux myrtilles						⊘	⊘
20. Pain de mie aux graines de lin	⊘					⊘	⊘
21. Petit déjeuner au boulgour complet				⊘	⊘	⊘	⊘
22. Salade de petit épeautre au tofu fumé	⊘	⊘		⊘	⊘	⊘	
23. Spaghettis complets au pesto rouge						⊘	⊘
24. Mâche façon Caesar				⊘			⊘
25. Poulet mariné au curcuma	⊘	⊘	⊘	⊘	⊘	⊘	⊘
26. Tartelettes à la framboise						⊘	⊘
27. Aumônières de chèvre et bacon	⊘	⊘	⊘				⊘
28. Cookies moelleux	⊘	⊘	⊘	⊘	⊘		
29. Palets de merlan au piment d'espelette	⊘			⊘	⊘		
30. Rillettes de maquereau	⊘	⊘	⊘			⊘	⊘
31. Salade d'agrumes au sirop d'agave	⊘	⊘	⊘	⊘	⊘	⊘	⊘
32. Œuf cocotte sur lit de crème au son	⊘						⊘
33. Salade de fèves au bacon	⊘	⊘	⊘	⊘	⊘	⊘	⊘
34. Noix de Saint-Jacques sur lit de petits légumes	⊘	⊘	⊘	⊘	⊘	⊘	⊘
35. Galettes de pois chiches au Roquefort	⊘						⊘
36. Tajine aux pruneaux et aux amandes		⊘	⊘	⊘	⊘	⊘	⊘
37. Taboulé au boulgour	⊘			⊘	⊘	⊘	⊘
38. Potage de pois cassés	⊘	⊘	⊘	⊘	⊘	⊘	
39. Cari de porc	⊘	⊘	⊘	⊘	⊘	⊘	⊘
40. Petit cakes à la féta et au curcuma	⊘						
41. Petites crèmes caramélisées au sirop d'agave	⊘	⊘	⊘				⊘
42. Filets de rouget et salade de fenouil à l'anis	⊘	⊘	⊘	⊘	⊘	⊘	⊘
43. Boulettes de pois chiche sur lit de pousses d'épinards vinaigrette à l'orange	⊘	⊘	⊘	⊘	⊘	⊘	⊘
44. Cheesecake aux fruits de la passion							⊘
45. Gâteau au chocolat		⊘	⊘	⊘	⊘		
46. Hamburgers maison				⊘		⊘	
47. Filets de poulet farci aux légumes	⊘	⊘	⊘	⊘	⊘	⊘	⊘

	1	2	3	4	5	6	7
48. Petits moelleux aux noisettes		●	●	●	●		●
49. Salade de haricots rouges à la féta	●	●	●			●	●
50. Pudding de muesli							●
51. Salade de jeunes pousses	●	●	●	●		●	●
52. Tartelettes poire chocolat	●					●	●
53. Tombée de pois gourmands		●	●	●	●	●	●
54. Boulgour façon crumble à l'italienne	●			●	●	●	●
55. Saumon mariné grillé	●	●	●	●	●	●	
56. Salade printanière	●	●	●	●	●	●	●
57. Tomate farcie au thon	●	●	●	●	●	●	
58. Cake au comté aux graines de lin	●	●					●
59. Petites bouchées de poulet au sésame		●	●	●	●		●
60. Amandine		●	●	●	●		
61. Croquettes de lentilles	●			●	●		●
62. Gratin de framboises au sucre de coco	●	●	●	●	●		
63. Potage de mâche au chèvre frais	●	●	●			●	
64. Wrap maison	●	●	●			●	●
65. Tartelettes au citron	●						●
66. Crèmes express à l'ananas frais	●	●	●	●	●	●	
67. Gâteau de riz complet aux pommes	●	●	●				●
68. Gnocchis de courgettes au parmesan	●			●			●
69. Tartelettes aux tomates	●			●	●	●	●
70. Crèmes coco	●	●	●				●
71. Brochettes de poulet sur lit de petit épeautre	●	●		●	●	●	●
72. Moelleux aux abricots secs et pignons de pin							●
73. Glace au sucre de coco sur lit de poires	●	●	●			●	●
74. Coques de mousse au chocolat noir aux framboises	●	●	●	●	●		●
75. Petites tourtes aux pêches		●					●
76. Foies de lapin en croûte	●			●	●	●	●
77. Gratin de courgettes à la féta	●						●
78. Canette rôtie aux tomates	●	●	●	●	●	●	●
79. Fougasse au thym	●			●	●	●	●
80. Croquettes de céréales	●			●			●
81. Sablés à la farine intégrale	●						●
82. Flans au chèvre et noix		●	●				●
83. Escalopes roulées aux tomates séchées	●	●	●	●	●	●	●
84. Muffins aux framboises	●	●		●	●		●
85. Pizza reine	●					●	●
86. Demi-sphères à l'ananas	●	●		●	●		●
87. Chili con carne	●	●	●	●		●	●
88. Figues au chèvre	●	●	●			●	●
89. Sablés (sans œuf)	●					●	●
90. Crumbles de pommes vertes				●	●	●	●
91. Champignons farcis au tofu fumé	●	●	●	●	●	●	
92. Gâteau au citron et aux fruits rouges				●	●		
93. Madeleines au sucre de coco	●			●	●		●
94. Terrine de saumon au citron vert	●	●	●	●	●		●
95. Verrines express	●						●
96. Riz complet cantonnais	●	●	●	●	●		●
97. Croque-monsieur	●					●	●
98. Panna cotta nappage chocolat cannelle	●	●	●			●	●
99. Omelette à l'ananas frais	●	●	●	●	●		●
100. Gâteau pommes cannelle	●	●	●	●	●		●

Index Introduction

Bibliographie

WOLEVER T., JENKINS A et R. JOSSE : «The glycemic index : methodology and clinical implications», in *The American Journal of Clinical Nutrition*, 54 (5), p. 846-854, 1991.

Table de composition des aliments version 2017

https ://ciqual. anses. fr

www.montignac.fr

Guide des index glycémiques, Thierry Souccar Éditions & La Nutrition. fr, 201.

Photogravure : Nord Compo
Imprimé en France, par Jouve imprimerie
Dépôt légal : avril 2018
321241/1 – 11037716 – mars 2018
N° 2716109G

PAPIER À BASE DE FIBRES CERTIFIÉES

LAROUSSE s'engage pour l'environnement en réduisant l'empreinte carbone de ses livres. Celle de cet exemplaire est de : 400 g éq. CO_2
Rendez-vous sur www.larousse-durable.fr